CONTRIBUTION A L'ÉTUDE

DU

TÉTANOS PUERPÉRAL

CONSÉCUTIF A L'AVORTEMENT

PAR

FRANÇOIS COLLONGUES
Docteur en médecine de la Faculté de Paris.

PARIS
A. PARENT, IMPRIMEUR DE LA FACULTÉ DE MÉDECINE
31, RUE MONSIEUR-LE-PRINCE, 31

1878

CONTRIBUTION A L'ÉTUDE

DU

TÉTANOS PUERPÉRAL

CONSÉCUTIF A L'AVORTEMENT

CONTRIBUTION A L'ÉTUDE

DU

TÉTANOS PUERPÉRAL

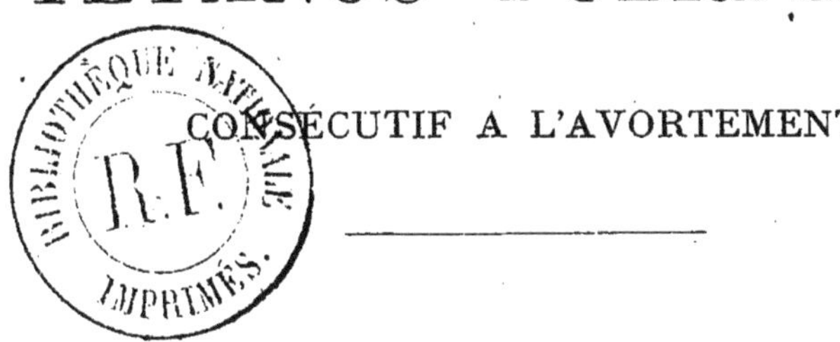

CONSÉCUTIF A L'AVORTEMENT

PAR

FRANÇOIS COLLONGUES

Docteur en médecine de la Faculté de Paris.

PARIS

A. PARENT, IMPRIMEUR DE LA FACULTÉ DE MÉDECINE

31, RUE MONSIEUR-LE-PRINCE, 31

1878

CONTRIBUTION

A L'ÉTUDE

DU TÉTANOS PUERPÉRAL

CONSÉCUTIF

A L'AVORTEMENT

« Rien n'avancerait autant la Méde-
« cine que de tronver réunies dans un
« ordre convenable toutes les bonnes
« observations sur une maladie. »

TISSOT.

AVANT-PROPOS.

En assistant il y a quelques années, à l'hôpital Lariboisière, dans le service de M. Millard, à un cas très-intéressant de tétanos chez une femme qui s'était prêtée à des manœuvres abortives, l'idée nous vint de faire de l'étude du tétanos puerpéral consécutif à l'avortement le sujet de notre travail inaugural. Les recherches auxquelles nous nous livrâmes à cette époque nous permirent de réunir les quelques faits que possédait la science. MM. Simpson et Alf. Wiltshire avaient pu recueillir quelques observations ; ce dernier avait décrit séparément le tétanos après l'avortement, que Simpson affectait d'étudier avec celui qui suit l'accouchement à terme. M. Hervieux, qui a introduit le tétanos dans la nosologie puerpérale, avait relaté les faits déjà connus; mais aucun ouvrage classique ne le signalait comme une affection pouvant compléter l'état puerpéral, soit dans l'accouchement à terme, soit dans l'avortement.

En 1874, M. Blachez communiquait à l'Académie de médecine une observation très-intéressante, et un de ses élèves, le docteur Lardier, soutenait devant la Faculté une thèse sur le « tétanos puerpéral consécutif à l'avortement et à l'accouchement ». Mais il ne décrivait pas séparément ces deux ordres de complications qui, pour lui, se produisent, pour l'un et l'autre cas, dans des conditions tout à fait identiques.

Nous nous sommes décidé à suivre une autre marche, et nos recherches ont spécialement porté sur les cas où l'avortement provoquait des accès de tétanos. Nous constatons avec regret que ces recherches n'ont été guère fructueuses, et nous ne nous sommes décidé à en communiquer les résultats qu'en faisant appel à la bienveillance de nos juges.

Aucun ouvrage classique, en France, ne cite le tétanos comme complication possible de l'état puerpéral; les travaux sur l'avortement sont muets, et ceux consécutifs au tétanos affectent de ne voir qu'un tétanos traumatique ordinaire là où nous voyons, nous, l'influence manifeste de l'état puerpéral. Les recueils périodiques, publiés tant en France qu'à l'étranger, manquent de renseignements nouveaux; c'est à peine si nous avons pu trouver une observation de M. Boyd relative au cas qui nous occupe. Nous sommes presque tenté, en présence de l'extrême rareté de ces faits, ou tout au moins des observations qui en sont publiées, de considérer comme une bonne fortune de pouvoir rapporter celui que nous avons observé.

Nous avons dû nous borner à réunir le plus complétement possible les observations déjà parues, et à y joindre celle fort intéressante que nous avons recueillie. Nous essayerons, en étudiant l'ensemble de ces faits, d'établir les rapports et les différences qui peuvent exister entre le tétanos traumatique ordinaire, ou celui qui suit l'accouchement, et celui qui fait l'objet de notre étude.

Dans un premier chapitre, nous ferons brièvement l'historique de la question.

Nous établirons ensuite le diagnostic différentiel entre le tétanos et les autres convulsions puerpérales avec lesquelles il a longtemps été confondu. Nous avons tenu à placer ce chapitre avant les observations que nous publions, afin de prouver que ce sont bien des cas de tétanos vrai que nous rapportons, et non des cas de tétanie, par exemple.

Dans un troisième chapitre, nous parlerons des causes et des symptômes du tétanos, tels qu'ils ressortent de l'ensemble de nos observations. Enfin, nous dirons quelques mots du traitement.

Nous n'avons pas à nous occuper ici de la pathogénie ni de l'anatomie pathologique : ces deux questions sont encore obscures; nous renvoyons pour cela le lecteur aux ouvrages classiques, et entre autres travaux, aux études remarquables du docteur Richelot.

Qu'il nous soit permis de remercier ici MM. les docteurs Cuffer et Budin, ainsi que MM. Paul Redard et Segond, internes des hôpitaux, pour les renseignements précieux qu'ils nous ont donnés, et pour l'obligeance avec laquelle ils se sont mis à notre disposition.

CHAPITRE Ier

HISTORIQUE

Les travaux sur le tétanos puerpéral sont extrêmement rares, ils appartiennent tous à ce siècle. Cette redoutable complication n'est pourtant pas nouvelle, l'état puerpéral a toujours existé avec ses diverses manifestations pathologiques. Arétée (1) est le premier auteur qui le signale dans ses écrits. En parlant des causes du tétanos, il énumère les blessures de toute sorte, l'exposition au froid, et il ajoute : « Les femmes sont quelquefois, « quoique rarement, atteintes de ce mal, par suite d'avor« tement ; une fausse couche peut y donner lieu, et rare« ment la femme se rétablit. » — Archigènes (2) dit aussi du tétanos : « Cette maladie survient par diverses « causes, ... et chez les femmes par l'avortement. »

Ces deux auteurs sont cités plus tard, au XVIe siècle, par Martinus Akakia, médecin de François Ier (1). Un demi-siècle plus tard, Ismaël Spachius rassemblait dans son livre (2) les traités d'accouchements déjà parus, et on y trouve la preuve que les divers auteurs cités par lui n'ignoraient pas l'existence de cette redoutable affection.

Mais les quelques observations que possède la science sont de date récente ; les divers cas de tétanos puerpéral

(1) Arétée. — *Traitè des signes, des causes et de la cure des maladies aiguës et chroniques*. Traduit du grec par L. Renaud ; 1834, p. 8.

(2) Archigèens. — *De morbis muliebribus*, lib. I, cap. VI. — *De fluxu rubro.*

(1) M. Akakia. — *De morbis mulierum.* Paris, 1547.

(2) Israël Spachius. — *Gynæciorum harmonia.* Strasbourg, 1592.

qui avaient pu se présenter ont été passés sous silence ou méconnus. Pitre-Aubinais (de Nantes) (3) pense qu'il faut attribuer le silence gardé sur cette affection par les anciens auteurs à la difficulté que l'on éprouve quelquefois à la distinguer des autres affections convulsives liées à l'état puerpéral.

On a pu confondre, en effet, le tétanos puerpéral avec l'éclampsie, parfois même avec l'hystérie. Si, dans la plupart des cas, il se présente avec ses symptômes caractéristiques, il peut, néanmoins, et cela s'est vu, des observations en font foi, se compliquer d'autres névroses, et constituer un ensemble d'accidents qu'il est difficile de rattacher à telle ou telle maladie.

La première observation publiée est due à Fournier-Pescay (1). Il s'agit d'une femme en couches qui, au sixième jour, s'exposa au froid, vit ses lochies supprimées, et fut prise de contracture dix ou douze heures après. — Fait remarquable à noter, la femme a guéri.

Après lui, Velpeau (2), dans sa thèse de concours pour la chaire d'accouchements, relate une observation peu détaillée qui lui fut communiquée par M. H. Larrey; nous la retrouverons plus loin.

En 1849, Pitre-Aubinais fit paraître dans le journal de la Société de Médecine de la Loire-Inférieure, trois observations qui reparurent plus tard dans la *Revue médico-chirurgicale* de Paris. Plus tard, il publiait encore une autre observation fort intéressante d'un cas de tétanos

(3) Pitre-Aubinais. — *Revue méd. chir. de Paris*, t. V, p. 149 et suiv.

(1) Fournier-Pescay. — *Dictionnaire des sciences médicales*, article *Tétanos*, t. LV, p. 15; 1821.

(3) Velpeau. — *Essai sur les convulsions puerpérales*, obs. 21, p. 232 (thèse de concours, 1834).

après accouchement prématuré au septième mois, accouchement précédé par une attaque d'éclampsie.

On connaissait déjà, à cette époque, la contracture qui atteint quelquefois les femmes soit avant, soit après l'accouchement. Baudelocque (1) cite, d'après Capuron, le cas d'une femme très-nerveuse qui fut prise, immédiatement après la conception, d'une rigidité de tous les muscles de la partie antérieure du tronc.

Elle se courba peu à peu et se ploya en deux comme dans l'emprosthotonos; elle guérit après l'accouchement, qui fut heureux ; il ajoute : « Cette observation nous re- « présente un véritable tétanos. »

Plus loin, il dit : « L'affection désignée jusqu'ici par le « nom de : Convulsions des femmes pendant la gros- « sesse, dans le cours du travail de l'enfantement, et « après la délivrance, comprend plusieurs maladies qui « n'ont entre elles d'autre ressemblance que la perver- « sion des mouvements musculaires. Telles sont la con- « tracture proprement dite et le tétanos. »

Pour lui, la seule chose qui différencie ces deux affections, c'est que, dans le tétanos, la contracture persiste, tandis qu'il y a des relâchements fréquents alternant avec les convulsions dans la contracture proprement dite. Quant au reste, causes, pronostics, traitement, il les réunissait dans le même chapitre, leur trouvant la plus grande analogie. Il ajoutait, à propos du traitement :

« On se gardera bien de chercher à arrêter totalement « ces mouvements; une pareille résistance pourrait bien « irriter la contractilité des muscles, » et il citait, d'a-

(1) Baudelocque, — *Dissertation sur les convulsions qui surviennent pendant la grossesse, dans le cours du travail de l'enfantement et après la délivrance* (thèse de Paris, 1822, n° 84);

près Gardien (1), des femmes qui ont éprouvé des accès de tétanos, par cela seul qu'on voulait fixer leurs bras.

Velpeau (1), lui aussi, cite l'observation de Capuron. « D'autres fois, dit-il, les accès sont précédés et suivis « d'une roideur telle qu'on peut les comparer à ceux qui « constituent certaines variétés de tétanos... Cette roi-« deur, toutefois, ne comprend presque jamais la totalité « du corps ; elle occupe tantôt une partie, tantôt une au-« tre, et commence plus souvent par les membres que « par les mâchoires. Il y a des moments de relâche ; pen-« dant sa durée, les malades sont ordinairement sans con-« naissance et n'éprouvent rien de ce qui fait le supplice « des tétaniques. C'est dans un état de ce genre, et non « dans le tétanos véritable, que tombent les femmes dont « parle Gardien. » Il cite Burns (2), qui admet une espèce de convulsions puerpérales par épuisement, fatigue, lenteur du travail, hémorrhagies, mais qui dit que les plus fréquentes sont celles qui sont de la nature de l'éclampsie ou du tétanos.

Quelques années plus tard, Delpech (3), dans sa thèse, avait parlé de cette contracture sous le nom de spasmes idiopathiques musculaires. Dance (1) l'avait même nommée tétanos intermittent. Trousseau (2) l'a appelée tétanie, et ce nom a prévalu. Cette affection diffère du tétanos vrai, qui fait le sujet de notre travail, et Trousseau paraît l'avoir compris, car il a admis une forme grave

(1) *Traité complet des accouchements*, t. II, p. 40.

(1) Velpeau. — *Loc. cit.*, p. 69.

(2) Burns. — *Princ. of midwifery*, 1832.

(3) A. Delpech. — *Des spasmes idiopathiques musculaires* (thèse de Paris, 1846).

(1) Dance. — *Du tétanos intermittent.*

(2) Trousseau. — *Clinique médicale de l'Hôtel-Dieu*, 4ᵉ édition Peter, t. II; 1873.

dont il donne l'observation, qui n'est autre chose, à notre avis, que du tétanos puerpéral. Mais depuis les travaux de Simpson, d'Hervieux, de Wiltshire, le tétanos n'est plus confondu avec les autres affections convulsives qui peuvent compliquer l'état puerpéral ; c'est à Hervieux que revient l'honneur de l'avoir décrit le premier dans un ouvrage classique, et de lui avoir donné, dans la nosographie, la place qui lui convient.

Simpson(1), répondant à l'assertion de Robert Reid qui, dans son Traité : *De la nature et du traitement du tétanos*, dit que « les lésions des organes internes ne paraissent « pas avoir une grande tendance à produire cette affec- « tion, » et ajoute qu'il lui a été impossible de trouver une seule observation de tétanos vrai provenant de lésions internes, soit dans le canal alimentaire, soit ailleurs, Simpson, dis-je, fait observer que « l'utérus est certai- « nement un organe interne dans le sens que donne à ce « mot M. Reid, et que ses maladies ou lésions internes, « soit à l'état de vacuité, soit dans l'état de grossesse, ont « sans doute été quelquefois suivies de tétanos à forme « aiguë et à terminaison fatale. »

Il ajoute toutefois que cette redoutable complication est heureusement rare dans la pratique obstétricale. Il rapporte plusieurs observations de tétanos survenu après l'accouchement ou après l'avortement, recueillies par lui-même dans sa pratique, ou communiquées par ses collègues. Mais, pas plus qu'en France, cette question n'avait été traitée par les auteurs anglais avant Simpson. « Dans aucun de nos traités modernes d'obstétrique, ni « dans aucun des divers travaux consacrés à l'étude de

(1) Simpson. — *Contributions to obstetric pathology and practice* (*Monthly journal of med. science*, février 1854).

« l'avortement et des maladies puerpérales, il n'est fait « allusion, à ma connaissance, au tétanos pouvant sur- « venir après l'avortement. C'est une complication, « néanmoins, qui doit trouver place dans ces études ; elle « est toujours très-formidable dans l'ensemble de ses « symptômes, et généralement fatale dans son issue. »

Wiltshire (1) dit aussi, à ce sujet : « Les traités de ju- « risprudence médicale sont singulièrement réservés. Ni « Taylor, ni Guy, ni Norman-Chevers n'en font men- « tion, et il en est ainsi des traités de pathologie générale « médicale et chirurgicale... En résumé, notons d'abord « le remarquable silence des auteurs sur cette matière. »

Fletwood Churchill (1), après avoir parlé du tétanos qui, bien que rarement, peut se produire à la suite d'accidents survenant à l'utérus non fécondé, dit qu'il peut aussi survenir après l'avortement, et qu'il n'est pas spécial à la première grossesse, ni à aucune époque déterminée de la grossesse. Il parle aussi du tétanos après l'accouchement. Les autres auteurs anglais qui ont écrit sur les maladies des femmes ou sur les maladies puerpérales n'en font pas mention, malgré les travaux précédemment parus de Simpson et de Wiltshire.

En France, depuis Hervieux (2), il n'a paru qu'un seul travail relatif au tétanos puerpéral consécutif à l'accouchement et à l'avortement ; c'est la thèse du docteur Lardier (1).

(1) Alfred Wiltshire. — *On tetanus after abortion* (*Transactions of the obst. Soc. of London*, 1872 ; vol. XIII, p. 133).

(1) Churchill (Fletwood). — *Traité pratique des maladies des femmes*, traduit par A. Wieland et Dubrisey, Paris, 1866 ; livre III, *Maladies des femmes après l'accouchement*.

(2) Hervieux. — *Traité clinique et pratique des maladies puerpérales*. Paris, 1870,

(1) Lardier. — *Du tétanos puerpéral consécutif à l'avortement et à l'accouchement* (thèse de Paris, 1874).

Les divers travaux parus depuis 1874 sont relatifs au traitement du tétanos traumatique, soit par le sulfate d'ésérine, soit par le chloral, ou bien à l'étude de la température. Les travaux sur l'avortement sont muets aussi; signalons pourtant, dans la thèse du docteur Sourdet, en 1876 (2), le passage suivant à propos des rétentions placentaires :

« La rétention du placenta peut occasionner des phé-« nomènes d'un genre particulier, phénomènes nerveux, « céphalalgie intense, délires, convulsions, éclampsie, « affections hystériques, etc. M. Filliol (thèse de Stras-« bourg, 1869) cite plusieurs observations qui lui ont « été communiquées par M. Stoltz, et dans lesquelles la « rétention de l'arrière-faix a produit les affections ner-« veuses les plus graves, et entre autres une observation « très-curieuse de tétanos survenu après une rétention « partielle du placenta, et suivi de mort le neuvième « jour (Ebstein). »

En Allemagne, même pénurie de renseignements. Pourtant, Naegelé et Grenser (1) ne nient point l'influence de l'état puerpéral sur certaines prédispositions morbides, et le ténanos puerpéral est sous sa dépendance absolue.

Schröder (2) dit dans son ouvrage : « Dans certains « cas heureusement très-rares, du moins en Europe, « après des accouchements à terme, un peu plus sou-« vent après des accouchements prématurés, il survient « du tétanos » et, parlant de ses causes, il ajoute « re-« lativement, le tétanos survient le plus souvent après

(2) Sourdet. — *Accidents et complications des avortements spontanés, provoqués et criminels* (thèse de Paris, 1876; t. XX. n° 483).

(1) *Naegelé et Grenser,* traduit par Aubenas. Paris, 1869.

(2) Schröder. — *Manuel d'accouchement,* traduit par Charpentier, 1875.

« une forte hémorrhagie, surtout lorsqu'elle a rendu « nécessaire le tamponnement du vagin. »

Les autres documents relatifs au tétanos puerpéral consistent dans des observations que nous croyons inutile d'énumérer ici, car elles trouveront place dans le cours de notre travail; nous avons recherché spécialement celles relatives au tétanos consécutif à l'avortement. Citons en dernier lieu l'observation très-intéressante que nous avons pu recueillir nous-même, à l'hôpital Lariboisière, dans le service de M. Millard; nous la donnons plus loin. Plus récemment encore, il y a quelques mois à peine, un cas remarquable de tétanos puerpéral se présentait dans le service de M. Gallard; l'observation n'a pu être retrouvée avec tous ses détails, mais nous citerons ce fait à la suite des observations que nous relatons; c'est à l'obligeance de M. Segond, interne de M. Gallard, que nous devons la connaissance de ce cas.

Dans le chapitre suivant, nous allons faire le plus succinctement possible le diagnostic différentiel entre le tétanos vrai et les autres affections nerveuses liées à l'état puerpéral. Nous croyons nécessaire de débuter ainsi, afin d'établir d'avance que c'est du tétanos puerpéral que nous parlons, et que les observations recueillies ou rapportées par nous sont des cas de tétanos vrai, et non des cas d'autres névroses puerpérales telles que la tétanie, restées méconnues, et confondues avec lui.

CHAPITRE II.

DIAGNOSTIC.

Nous n'avons pas l'intention, dans ce chapitre, de faire le diagnostic différentiel entre le tétanos puerpéral et toutes les affections convulsives auxquelles est exposee la femme dans la grossesse ou après l'avortement et l'accouchement. Pour ne citer que l'hystérie, on a pris quelquefois des accès de tétanos pour des phénomènes hystériques; au début surtout l'erreur est facile à expliquer, car nous verrons plus tard que cette affection est fréquente relativement aux divers cas de tétanos dont nous donnons plus loin les observations.

La malade qui fait le sujet de notre observation première, pour ne citer que celle-là, avait dejà présenté à plusieurs reprises tous les symptômes de l'hystérie, et elle prit elle-même pour un accès au début les phénomènes initiaux de tétanos qu'elle présenta. Quoi qu'il en soit, dans le plus grand nombre des cas, le diagnostic est très-facile à faire, et l'hésitation, s'il y en a au début de l'accès, n'est pas de longue durée à cause de la marche rapide que prend la maladie. Nous nous contentons de signaler l'erreur possible, croyant inutile de rapporter ici les caractères distinctifs de ces diverses affections, qui sont étudiées et décrites dans tous les auteurs classiques.

Mais l'erreur est moins rare avec ce qui concerne l'éclampsie et la tétanie de Trousseau ou le spasme idiopathique musculaire de Delpech. Nous avons vu que

Pitre-Aubinais attribue à cette confusion le silence qui a longtemps regné sur la question qui nous occupe.

Capron et Baudelocque étaient tombés dans cette erreur, que Velpeau, en les citant, éprouvait le besoin de relever quand il disait que, dans l'intervalle des accès, dans les moments de relâche, les malades étaient sans connaissance, et n'éprouvaient rien de ce qui fait le supplice des tétaniques, et qu'il ne reconnaissait pas comme des cas de tétanos vrai les observations relatées par Gardien. Trousseau, lui-même, avait fait d'un cas assez évident de tétanos une forme grave de tétanie, à terminaison fatale. Malgré que toutes ces manifestations pathologiques soient aujourd'hui bien connues, et que l'ensemble des symptômes qui les accompagnent soit bien défini, nous croyons devoir résumer en quelques mots les signes différentiels du tétanos et de l'éclampsie puerpérale. Nous ferons de même pour la tétanie, dont le diagnostic est encore entouré d'une certaine obscurité.

L'éclampsie peut se produire dans la grossesse, surtout à partir du cinquième mois, pendant le travail, ou après la délivrance.

Elle atteint de préférence les primipares, et s'accompagne le plus souvent d'un symptôme précieux, l'albuminurie, et d'infiltration du tissu cellulaire dans le sixième des cas.

Le tétanos puerpéral, lui, se lie intimement à l'état puerpéral, il est consécutif au détachement du placenta; il n'apparaît jamais que comme suite de couches; il atteint de préférence les femmes multipares, et l'ensemble de nos observations nous montre que les malades atteintes ont le plus souvent de 35 à 40 ans; l'albuminurie est un symptôme qui est très-rarement observé, de même que l'infiltration du tissu cellulaire, qu'aucun auteur n'a signalée.

Outre ces caractères distinctifs, qui ont leur importance, nous en trouvons d'autres, non moins remarquables, tirés de la comparaison de leurs différentes manifestations.

Dans l'accès d'éclampsie, nous avons trois périodes; une période d'invasion, une deuxième période de convulsions toniques, une troisième, enfin, de convulsions cloniques. Comme prodromes, la malade éprouve de la céphalalgie, quelquefois des vomissements, des troubles de la vue et de l'oüie, et plus rarement une douleur fixe à l'épigastre, analogue au clou hystérique.

Rien de pareil dans le tétanos puerpéral; il débute sans prodromes, comme le tétanos traumatique. La malade est prise brusquement de raideur des mâchoires, quelquefois de la nuque en même temps, et ces symptômes se localisent tellement qu'on a pu prendre pour un simple torticolis ces débuts tétaniques; nous n'avons ici, comme dans l'éclampsie, ni malaise, ni agitation, ni frémissement des membres.

Quant au trismus, qui constitue dans le tétanos un phénomène primordial et constant, nous ne le voyons apparaître chez l'éclamptique que lorsque les membres supérieurs ou inférieurs sont déjà affectés de convulsions toniques; de plus, il est passager et cesse facilement.

Nous trouvons un signe distinctif important dans l'étude des spasmes paroxystiques que présente le tétanos, soit spontanément, soit au moindre attouchement; on ne peut les confondre, en effet, avec les attaques convulsives de l'éclampsie, malgré qu'elles se succèdent parfois au point d'empiéter les unes sur les autres, car les intervalles de coma sont souvent assez distincts, et suffisent à reconnaître la nature de la maladie.

La température présente aussi de notables différences; elle n'a jamais, dans l'éclampsie, cette élévation considérable si remarquable, surtout aux approches de la mort, ou même un peu après, sur le cadavre. Nous ne pouvons entrer dans de grands détails à ce sujet; les anciennes observations ne donnent pas de renseignements thermométriques, et les observations nouvelles sont encore trop peu nombreuses pour qu'on puisse en tirer aucun signe pronostique certain.

Dans l'observation que nous rapportons du cas qui s'est présenté chez M. Millard, à Lariboisière, la température s'éleva le dernier jour à 40°,5; elle n'avait jamais dépassé 39°,5, dans le cours de la maladie. Dans le cas de M. Gallard, la malade mourut dans la nuit; la veille au soir, la température n'était que de 38°, et on ne put la prendre à ses derniers moments, que l'on ne prévoyait pas si proches.

Notons encore la douleur, si vive dans le tétanos, et qui présente dans l'éclampsie une intensité beaucoup moindre.

Enfin, pour terminer cette étude comparative, examinons les manifestations cérébrales dans chacune de ces deux affections.

Dans la troisième période de l'accès éclamptique, apparaît l'abolition complète des facultés intellectuelles et sensoriales. Puis, survient le coma, que précède la grande inspiration caractéristique, et que suit un état d'hébétude particulier; dans le cas où le coma cessant, le nouvel accès est séparé par un certain intervalle de celui qui l'a précédé, la femme, sans avoir repris connaissance, sent néanmoins parfaitement la douleur.

Dans le tétanos, l'intelligence n'est pas troublée, et la malade meurt en pleine possession d'elle-même, ainsi que l'ont constaté la plupart des observateurs.

Il nous reste maintenant à faire le diagnostic différentiel de la tétanie et du tétanos puerpéral; ici, nous l'avouons, la tâche est un peu plus difficile, car on ne saurait méconnaître l'analogie de la plupart des phénomènes par lesquels se manifestent ces deux affections. M. Hervieux les étudie séparément, mais il ajoute : « Il « n'en faut pas moins reconnaître : 1° que la convulsion « qui frappe ces diverses parties du système musculaire « est, dans l'une comme dans l'autre affection, une con- « vulsion tonique; 2° que les deux maladies peuvent « aboutir également, preuve palpable de l'identité de leur « nature, au tétanos généralisé, trismus, opisthotonos, « convulsion du diaphragme et des muscles respira- « teurs, etc... »

Nous ne saurions accepter cette idée, car, si ces deux affections présentent parfois des phénomènes communs, nous ne manquons pas non plus de signes qui nous permettent de les différencier.

D'abord, elles diffèrent quant au début; la tétanie se montre toujours d'abord aux extrémités, le plus souvent ce sont les extrémités supérieures; elle survient par accès qui sont parfois séparés par des intervalles de santé parfaite, variant de plusieurs mois à plusieurs années. Elle n'envahit qu'exceptionnellement les muscles masticateurs et les pectoraux.

Le tétanos puerpéral présente les phénomènes inverses; le trismus est le phénomène primordial, il est constant, et les extrémités des membres, quand elles sont le siége de manifestations tétaniques, phénomène qui peut manquer, ne le sont que consécutivement aux mâchoires et à la nuque.

La tétanie survient le plus souvent, suivant Trousseau, chez les personnes jeunes; dans la presque totalité des cas observés, ce sont des femmes d'au moins trente-cinq ans qui ont été affectées de tétanos puerpéral.

Comme terminaison, la tétanie est très-rarement mortelle; M. Delpech ne cite pas un seul cas de mort au milieu de ses observations. Trousseau reconnaît que le pronostic n'est pas grave; même dans ses formes les plus sérieuses, et bien que les accidents aient revêtu quelquefois un caractère de gravité qui pouvait faire redouter un dénoûment fatal, il n'a jamais vu mourir un seul malade, or, le nombre de ceux qu'il a observés est très-considérable.

Les observations que nous rapportons prouvent que dans le tétanos puerpéral, la mort est la règle, et la guérison une très-rare exception.

Rappelons, en outre, que le tétanos puerpéral est intimement lié à l'état puerpéral, c'est-à-dire, à l'existence de la plaie utérine, tandis que la tétanie échappe à son influence, car, en général, elle n'est pas plus grave après qu'avant l'accouchement; du reste, elle est surtout une maladie de la grossesse, et peut même se produire chez la femme qui allaite, chez l'enfant, et même assez souvent chez l'homme. M. Lardier donne encore d'autres raisons qui le font conclure à la distinction absolue de ces deux affections.

« Si, dit-il, on veut faire du tétanos et de la tétanie,
« une seule et même affection, la tétanie pouvant surve-
« nir sans lésion utérine et, pour ainsi dire, sans cause
« appréciable, le tétanos puerpéral éclatant après la dé-
« livrance pourra et ne devra plus être traumatique, car

« la plaie utérine ne sera plus nécessaire à sa production, mais il ne nous est pas facile d'admettre que, « faisant d'abord du tétanos puerpéral et de la tétanie « deux affections identiques dans leur nature, on puisse « considérer le tétanos puerpéral comme du tétanos « traumatique ordinaire. Nous croyons la plaie utérine « indispensable à la production du tétanos puerpéral... « En un mot, nous voulons dire ici que pour le tétanos « puerpéral il faut blessure, tandis qu'à la tétanie elle « n'est point nécessaire. »

Nous nous rangeons à son avis, et terminons cette étude en disant que le tétanos puerpéral et la tétanie diffèrent, non-seulement par leur nature, mais aussi par leurs manifestations, et qu'on ne peut les confondre que dans le cas de convulsion tonique généralisée, d'opisthotonos; dans les autres cas, le diagnostic ne présente aucune difficulté.

Nous allons maintenant, sans entrer dans l'étude de la pathogénie du tétanos puerpéral, essayer d'établir, d'après les résultats que nous donnent les observations que nous allons publier, les diverses causes du tétanos puerpéral dans l'avortement, les symptômes qu'il présente, sa marche, sa durée, sa terminaison; nous dirons quelques mots de l'état de la température et du pouls, ainsi que des complications qui peuvent subvenir dans le cours de la maladie.

CHAPITRE III.

CAUSES, NATURE ET SYMPTÔMES DU TÉTANOS PUERPÉRAL, TERMINAISON.

Avant d'aborder cette étude, et de rapporter les observations que nous avons pu recueillir sur le sujet qui nous occupe, nous croyons indispensable de dire un mot du tétanos qui survient à la suite de blessures de l'utérus, du vagin, des parties génitales, ainsi que dans les opérations chirurgicales que l'on exécute journellement sur eux.

Dans l'étiologie du tétanos traumatique, tous les auteurs placent en première ligne les plaies des extrémités, doigts ou orteils, puis la face; les lésions des organes génitaux n'occupent que le troisième rang.

Signalons d'abord son extrême rareté dans les lésions utérines. Wiltshire (1) dit : « Le tétanos consécutif aux « lésions utérines est rare; d'après les statistiques, il « paraît être le plus rare quand l'utérus est à l'état de « vacuité, moins rare après l'avortement, et moins en« core après la délivrance. »

Simpson n'a pu trouver qu'une seule observation de tétanos par blessure de l'utérus à l'état de vacuité, dans le cours d'une très-longue pratique. A propos d'une statistique de 240 cas de tétanos, suivis de mort chez la femme, il regrette de ne pouvoir juger dans combien de ces cas l'utérus était le siége d'une lésion traumatique, mais il croit la proportion infime.

(1) Wilthire. — *Transactions of the* obs. soc. *Loc cit.*

Le docteur Lever, de Guy's hospital, cite un cas de tétanos succédant à des lésions périnéale et vaginale. Curling emprunte à un praticien américain, M. Swart, une observation peu détaillée, qui signale comme cause probable une lésion du canal vulvo-vaginal.

Les opérations chirurgicales nous présentent des cas plus nombreux, et très-intéressants. En enlevant un polype cellulaire au moyen d'une légère traction, Simpson vit le tétanos se déclarer le neuvième jour, dans la soirée, et occasionner la mort, qui survint au bout de 55 heures environ.

Dawson (1), après une périnéorraphie réussie, perdit son opérée du tétanos. G. de Gorreques Griffith vit se terminer de la même façon un cas de tumeur fibreuse de la matrice dont il avait fait l'ablation (2). Kehrer, de Giessen (3), perdit une de ses malades sur laquelle il avait pratiqué l'incision rayonnée du col utérin, d'après un procédé qui lui était personnel, dans un cas de stérilité et de dysménorrhée. En même temps que ce fait, il cite le cas d'une de ses opérées qui, à la suite d'un refroidissement par l'ouverture d'une fenêtre en décembre, a été prise d'accidents tétaniques, et a succombé le quatorzième jour.

Le docteur Currie, de Liverpool, dans son essai sur le traitement du tétanos et autres maladies convulsives par les bains froids et les affusions d'eau froide (1), parle d'une femme « qui, à la suite d'un accouchement labo-
« rieux, et d'une lésion utérine probable, est atteinte de
« spasmus cynicus avec trismus et autres symptômes

(1) Dawson. — *American journal of obstetric.*
(2) Gorrequer-Griffith. — *Obstetric journal,* n° 40.
(3) Kehrer. — *Archiv für Gynek,* t. X, p. 431 ; 1876.
(1) Currie. — *Memoirs of the Med. Society of London,* troisième volume.

« tétaniques; soumise à l'action d'un bain froid, elle en « éprouve de bons effets. Les accidents disparaissent, « puis se reproduisent à un léger degré; ils cèdent en« tièrement à une seconde immersion dans l'eau froide.»

A la suite des opérations d'ovariotomie, plusieurs cas se sont présentés. Kœberlé (2) en cite qui sont attribués à l'emploi du clamp. Sur trois opérations pratiquées par Schröder (3), nous constatons que les deux opérées qu'il a perdues sont mortes de tétanos, survenu pour l'une, le neuvième jour, pour l'autre le huitième ; il se borne à constater cette singulière coïncidence, qui n'en constitue pas moins un fait intéressant.

Signalons enfin, comme suite d'opérations obstétricales, le cas de P. Dubois (4) où la femme, après avoir subi l'opération césarienne, mourut du tétanos le dix-septième jour après la délivrance, et celui de Finucane de Nenagh (5) qui, après avoir terminé un accouchement par la version, vit survenir des accidents tétaniques qui furent rapidement mortels.

Nous donnons plus loin une observation de tétanos chez une femme qui avait subi des manœuvres abortives; il y a là, on ne peut le nier, une complication par le traumatisme utérin de l'état puerpéral, et la plupart des auteurs qui refusent de distinguer le tétanos puerpéral du tétanos traumatique ordinaire, tels que Verrier (1) qui dit que « cette affection ne se voit pas dans nos cli« mats sans lésions chirurgicales suffisantes pour éta–

(2) Kœberlé. — Dictionnaire de Jaccoud, article *Ovariotomie*, t. XXV, p. 559.

(3) Schrœder-*Sitz*, — *Der Phys. med. Soc. zu Erlangen*, 1873.

(4) P. Dubois. — *The Lancet* du 29 février 1840.

(5) Finucane of Nenagh. — *The Lancet* du 2 juin 1838, p. 388.

(1) Verrier. — *Manual pratique de l'art des accouchements*. p. 241. Paris, 1874

« blir le diagnostic, » et Richelot (2) qui « persiste à « faire du tétanos des nouvelles accouchées, un tétanos « traumatique ordinaire, » ne manqueraient pas d'attribuer au traumatisme utérin seul ces redoutables accidents; nous ne saurions l'admettre, nous dirons plus loin pour quelles raisons.

Nous ne nous occupons, bien entendu, que du tétanos lié à l'état puerpéral; cet état peut être consécutif à l'accouchement ou à l'avortement, et les auteurs qui ont écrit sur ce sujet n'ont jamais fait de distinction entre ces deux ordres de faits. Simpson trace à peine cette séparation; Wiltshire cite spécialement des faits de tétanos survenus après l'avortement, sans trouver dans l'ensemble des symptômes aucun élément de diagnostic différentiel; enfin, Lardier se refuse à faire entre eux aucune distinction, les conditions dans lesquelles le tétanos puerpéral se produit étant pour lui identiques dans l'un et dans l'autre cas.

Dans les observations qui vont suivre, et qui sont toutes relatives à des cas de tétanos consécutif à l'avortement, nous pourrons passer en revue, pour ainsi dire, les différentes conditions qui peuvent influer sur l'apparition de cette maladie telles que : l'époque de l'avortement, ses diverses causes, manœuvres abortives ou hémorrhagies, les accidents qui l'accompagnent, l'époque d'apparition des premiers accidents, leur durée, leur marche et leur terminaison. Nous pourrons examiner aussi l'influence d'autres causes ne se rattachant pas à la grossesse ou à l'état puerpéral. Il nous sera plus facile, en procédant ainsi, de résumer les caractères généraux que présente

(2) Richelot. — *Pathogénie, marche, terminaisons du tétanos* (thèse de concours, 1875). Voyez aussi *Revue de Hayem,* t. IX et X.

le tétanos dans les cas d'avortement, et les différences qu'il peut présenter avec le tétanos traumatique ordinaire. Pourtant, il nous faut d'abord faire remarquer que si le tétanos puerpéral est très-rare relativement au tétanos chirurgical, malgré qu'il y ait dans ces deux affections un fait qui leur est commun : la blessure, cela tient, croyons-nons, au siége de cette blessure. Nous avons vu que les plaies des organes génitaux sont moins exposées que celles des extrémités et de la face aux accidents tétaniques, et, d'autre part, que les lésions de l'utérus à l'état de vacuité sont excessivement rares à côté de celles des ovaires, par exemple, comme cause occasionnelle du tétanos.

Il y a donc une différence dans l'impressionnabilité des organes par rapport à la plaie qu'ils présentent, et pour l'utérus, on l'a trouvée dans son innervation. Cet organe est, en effet, sous l'influence presque exclusive du grand sympathique, dont l'union avec la substance grise de la moelle est moins intime que celle des paires nerveuses sensitives; or, le tétanos, en général, n'est qu'un résultat de l'exagération de la force excito-motrice de la moëlle, et le spasme tétanique n'est qu'un acte réflexe consécutif à l'irritation traumatique ou autre, d'un nerf sensitif, se transmettant ensuite au moyen de ce nerf même de la périphérie à la substance grise de la moëlle, qui, réagissant, commande une action secondaire, périphérique : la contraction. On peut ainsi se rendre compte de la rareté relative du tétanos puerpéral.

Nous allons maintenant donner les observations que nous avons réunies : la première a été recueillie par nous-même à l'hôpital Lariboisière, dans le service de M. Millard; nous avons emprunté les autres aux travaux français et étrangers; c'est aux auteurs anglais que nous en devons le plus grand nombre. Plusieurs sont intéressantes, et nous croyons que leur étude peut nous donner une idée assez exacte et assez complète du tétanos dans l'avortement, le seul qui doive nous occuper.

OBSERVATIONS

Obs. I. — Observation de tétanos, suite d'avortement, recueillie dans le service de M. Millard, à l'hôpital Lariboisière.

La nommée X..., âgée de trente-six ans, sans profession, entre dans le service de M. Millard, le 10 janvier 1875, salle Sainte-Joséphine, lit n° 22.

D'un tempérammenl très-nerveux, elle a eu à plusieurs reprises des attaques d'hystérie dont elle ne peut nous indiquer la date. Après deux grossesses antérieures suivies d'accouchement normal, elle est devenue enceinte pour la troisième fois; il y a quinze jours, elle va trouver une sage-femme qui, au moyen d'un instrument qu'elle ne peut décrire, provoque l'avortement; elle se trouvait alors à la fin du deuxième mois de sa grossesse. A la suite de ces manœuvres abortives, elle ressent de vives douleurs dans le bas-ventre, et voit survenir des pertes de sang très-abondantes, qui n'ont cessé que quatre jours avant son entrée à l'hôpital.

Le même jour que son hémorrhagie cessait, elle ressent une grande gêne de la déglutition qui l'empêche d'avaler ses aliments, et remarque en même temps que sa mâchoire se serre.

Cette gêne de la déglutition et ce trismus ne font qu'augmenter les jours suivants, et elle se décide alors à se présenter à l'hôpital Lariboisière le 10 janvier dans la soirée.

A son entrée à l'hôpital, on constate un trismus très-marqué, avec impossibilité d'écarter les mâchoires; la malade nous dit s'être mordu la langue. Les masséters sont fortement contractés; de plus, le cou est raidi, les mouvements de flexion de la tête sont devenus très-difficiles, mais les mouvements d'extension sont encore possibles.

Les efforts que l'on fait pour séparer la mâchoire afin d'introduire des aliments dans sa bouche sont très-douloureux ; elle éprouve de grandes difficultés pour boire, une partie des boissons est avalée de travers. Les membres ne sont pas contracturés, les accidents se localisent encore à la mâchoire et au cou.

Le 11 janvier, à la visite du matin, même état que la veille au soir ; du côté de l'utérus, rien de particulier au toucher. La malade, qui avait eu autrefois des attaques d'hystérie, en a une dans la journée ; on constate une anesthésie très-marquée. L'auscultation du cœur et des poumons ne révèle aucune complication particulière. Pas de fièvre ; T. A. 38°,1. P. 72.

Le 11 (soir). T. A. 38°,4. P. 80. Injection de morphine.

Le 12 (matin). Le trismus persiste, mais la contracture du pharynx a disparu ; le cou est raide ; la malade urine facilement, et va très-bien à la garde robe. L'analyse des urines ne révèle aucun accident de ce côté. Les masséters sont très-douloureux ; par moments, lorsque la malade s'endort, on observe des soubresauts dans la mâchoire, avec augmentation de la contracture.

Traitement : Injection de morphine.

Le 12 (soir). Le trismus est un peu moins marqué ; même contraction des muscles du cou, pas de dysphagie. Le palper abdominal ne réveille aucune douleur. T. A. 38°. P. 100. Pas de céphalalgie, miction et défécation normales.

Traitement : Injection de morphine.

Le 13 (matin). Même contracture des mâchoires, la respiration est facile, mais les muscles des jambes semblent se eontracturer un peu ; la douleur, assez vive, augmente quand on cherche à les redresser. T. A. 36°,4. P. 88. Rien au cœur.

Le 13 (soir). La contracture des membres a disparu, l'écartement des mâchoires est assez marqué ; la malade s'assoupit ; pas de gêne respiratoire, bruits du cœur normaux. T. A. 38°. P. 92.

Le 14 (matin), contracture des jambes et du tronc, opisthotonos assez marqué. Trismus. Douleurs de tête. Cœur normal. Constipation. La malade a commis l'imprudence de se lever dans la nuit. P. 112.

Le 14 (soir), mêmes contractures. Anesthésie générale presque complète ; paroles incohérentes, délire. Douleur occipitale très-vive. Accès durant quelques minutes, face très-congestionnée pendant les accès. Douleurs subites le long des jambes. Troubles de la vue. Bruits du cœur précipités, pouls plein, bondissant. T. A. 39°. P. 144.

Traitement : Injection de morphine. Sinapismes aux jambes.

Le 16 (matin). Même contracture des mâchoires et des membres inférieurs. Pas de mal de tête, ni de congestion encéphalique. Pouls assez fort. T. A. 38°, p. 136.

Le 15 (soir). Même état. T. A. 38°. P. 140.

Le 16 (matin). Mêmes contractures. T. A. 38°,6. P. 120.

Le 16 (soir). Même contracture, un peu de délire, troubles de la vue; bruits du cœur bien frappé. T. A. 39°,2. P. 150.

Le 17 (matin). La face est congestionnée, la respiration devient par moments très-difficile; les muscles du thorax se contracturent, les bronches sont encombrées de mucosités qu'elle ne peut expectorer. La peau est très-chaude. T. A. 38°,2. P. 128.

Le 17 (soir). Pas de nouvelles crises depuis ce matin ; la malade est beaucoup plus calme, la respiration est devenue plus facile; pas d'oppression, ni de congestion de la face. T. A. 39°,5. P. 120.

Le 18 (matin). Rire sardonique très-accentué; douleurs abdominales très-vives, opisthotonos très-marqué. Cas d'oppression; mouvements du cou un peu plus faciles; la malade a recouvré sa sensibilité; elle urine bien. T. A. 38°,6. P. 120.

Le 18 (soir). L'opistotonos est un peu moins marqué, la flexion du tronc commence à être possible, les mouvements du cou sont plus faibles. Un peu de délire. T. A. 39°,2. P. 120. Pas d'oppression, céphalalgie très-légère.

Le 19 (matin). Moins de contracture, les mâchoires sont un peu écartées. La malade avait pris une potion avec 15 grammes de chloral. Grande amélioration. Après certains mouvements, les contractures reprennent.

Traitement : Continuer le chloral, supprimer les injections. T. A. 38°,8. P. 120.

Le 19 (soir). Pas de changement; paroles incohérentes. T. A. 39°. P. 128.

Le 20 (matin). Paroles incohérentes, abattement très-remarqué; contracture du bras. La peau est sèche et très-chaude. (Bains de vapeur. Lavement purgatif.) T.A. 39°,5. P. 132.

Le 20 (soir). La face est congestionnée, le délire persiste; la contracture du bras gauche est moins forte qu'à droite. Battements du cœur très-forts, souffle anémique très-prononcé. T. A. 38°,9. P. 140.

Le 21 (matin). La contracture reparaît dans les lombes ; peau un peu plus humide.

Traitement : Reprendre le chloral, T. A. 39°,8. P. 120.

Le 21 (soir). La malade a eu un accès d'oppression qui s'est terminé par une expectoration abondante. Pas de changement dans les contractures. T. A. 38°. (Bain de vapeur de 35 minutes.)

Le 22 (matin). Après le bain de vapeur, la malade a eu un peu de délire; elle a fait une chute, et s'est contusionné le front, la céphalalgie est violente. Opisthotonos persistant avec la même intensité. Contracture des jambes ; pas de rétention d'urine, mais constipation opiniâtre, pas de selles depuis trois jours.

Traitement : Lavement purgatif. Bain de vapeur. T. A. 39°,4. P. 116.

Le 22 (soir). Pas de changement. T. A. 39°.

Le 23 (matin). Grande agitation la nuit ; même contracture, mais embarras un peu moindre de la parole ; le lavement purgatif a amené plusieurs selles abondantes. Bronchite généralisée, gros râles ronflants. T. A. 39°,4. P. 124.

Le 24 (matin). Même contractnre. Délire, agitation. Grande oppression ; gros râles crépitants dans toute l'étendue de la poitrine, surtout au sommet gauche ; respiration soufflante (pneumonie hypostatique). Pouls très-petit.

Traitement : Injection de morphine. T. A. 40°,5. P. 140.

La malade est morte le 24 au soir, avec tous les signes du tétanos et de la pneumonie.

A l'autopsie, faite par M. le professeur Bergeron, on trouve une déchirure du col utérin.

Nous aurons l'occasion de revenir plus tard, dans le cours de notre travail, sur cette observation qui est intéressante à plus d'un titre ; nous trouvons, en effet, réunis dans ce cas, presque toutes les causes, le mode d'apparition, l'ensemble des symptômes que les observations, précédemment acquises à la science, avaient permis aux auteurs de décrire comme propres au tétanos puerpéral. Nous allons maintenant, à la suite de cette observation, que nous avons pu recueillir nous-même, rapporter les divers cas que nous avons pu trouver relatés dans les ouvrages classiques ou dans les publications médicales périodiques en nous bornant, comme nous l'avons déjà annoncé, aux cas de tétanos consécutif à l'avortement. Nous essayerons de tirer de l'ensemble de ces observations des notions précises sinon sur la nature, du moins sur les symptômes et les causes de cette affection.

Obs. II. — (Obs. 21e de Velpeau, recueillie dans sa thèse de concours pour la chaire d'accouchement (1834). — Des convulsions chez les femmes pendant la grossesse, pendant le travail et après l'accouchement.

Au commencement de l'année 1834, une jeune femme se présente à l'hôpital Cochin pour une fausse couche. Au bout de quelque temps, elle se trouve prise d'un trismus auquel on fit peu d'attention. L'idée vint même qu'elle se plaignait à tort, et que son état n'était pas en rapport avec ses plaintes. Un changement de service qui eut lieu sur ces entrefaites la fit en quelque sorte oublier. Cependant les mouvements convulsifs gagnèrent peu à peu, quoique lentement, toutes les autres parties du corps. On pratiqua plusieurs saignées, mais rien ne put arrêter la marche des accidents, et cette malheureuse est morte dans un état d'opisthotonos complet.

Aucune lésion manifeste n'a été trouvée sur le cadavre. La matrice et l'encéphale, la moelle épinière et les viscères parurent dans l'état normal. C'est à M. H. Larrey que je dois la connaissance de ce fait.

Les deux observations suivantes sont de M. Alex. Wood; elles avaient déjà paru dans les : *Proceedings of the obstetrical society.* Simpson les a réunies aux siennes et à celles qu'il a pu recueillir dans le *Monthly journal* de 1854.

Obs. III. — Recueillie par le docteur Alex. Wood (d'Édimbourg).

Une femme, âgée de 36 ans et mère de six enfants, après avoir vu ses règles supprimées depuis trois mois, fut prise le 16 novembre 1846 de symptômes d'avortement.

Le 17, le col de l'utérus était ouvert, et des caillots volumineux furent expulsés. En trois ou quatre jours, elle se rétablit au point de n'avoir plus besoin de soins médicaux.

Le 23, la malade fut prise de raideur des mâchoires ; le lendemain matin, lorsque le docteur Wood la visita, il trouva la raideur des mâchoires tellement considérable, et la difficulté d'ouvrir la bouche si grande, qu'il lui fut impossible d'examiner la gorge. Le pouls était à 80, mou et dépressible.

Dans la journée, la raideur des mâchoires augmenta ; les muscles abdominaux devinrent rigides ; des spasmes tétaniques généralisés survinrent le soir, et malgré l'emploi de la thérébentine, du tabac, du chanvre indien... le mal continua à s'accroître.

Elle mourut dans la soirée du 26.

Obs. IV. — Recueillie par le docteur Malcolm, et rapportée par A. Wood, et plus tard par Simpson.

Dans cette observation, le tétanos fut plus long à se produire ; il y avait quatorze jours que la malade avait fait fausse couche, et au moment où on la croyait hors de danger, elle fut prise soudain de symptômes d'étranglement.

Le deuxième jour, le docteur Malcolm trouva la malade incapable d'ouvrir les mâchoires.

Le troisième jour, les symptômes s'aggravèrent considérablement, et le quatrième jour, elle fut prise de spasmes tétaniques généraux qui reparurent au bout de deux heures avec une violence plus grande encore, et amenèrent en quelques minutes une terminaison fatale.

Le docteur Duncan et un de ses collègues assistèrent au premier de ces paroxysmes, le docteur Malcolm ayant dû s'absenter pour un accouchement.

Obs. V. — Recueillie par le docteur Symonds (de Bristol), rapportée par Simpson.

Une femme, âgée de 41 ans, douée d'une constitution délicate et d'un tempérament nerveux, mère de six enfants, avorta le 17 novembre 1849, à une époque très-peu avancée de sa grossesse. Il se produisit une hémorrhagie tellement considérable, qu'il fallut pratiquer le tamponnement.

Dans le cours de la semaine suivante, elle souffrit beaucoup de ces pertes sanguines, et fut prise particulièrement de palpitations, de maux de tête, et d'une contriction de la gorge analogue à la boule hystérique.

Le matin du 27 novembre, sept jours après l'avortement, elle éprouva une difficulté de déglutition et une raideur des mâchoires et de la nuque qui augmentèrent graduellement et prirent le caractère paroxystique, ne laissant plus douter de l'existence d'un tétanos vrai s'étant d'abord présenté comme l'hystérie, mais se compliquant de rigidité de la nuque, puis manifesté complétement par l'existence d'un trismus complet développé ultérieurement. La déglutition devint rapidement plus difficile.

Les muscles de la nuque, de la poitrine et de l'abdomen furent complétement atteints de spasmes tétaniques, mais non ceux du cou ou des extrémités. Jusqu'à la fin, le larynx resta fermé, et les paroxysmes de strangulation, dont quelques-uns se produisirent peu de temps avant la mort, devinrent extrêmement pénibles. En dehors de ces paroxysmes laryngés, les exacerbations spasmodiques devinrent très-graves.

Environ soixante heures après le début des symptômes tétaniques, la mort vint délivrer la malade de ses souffrances, dans un paroxysme de strangulation.

Jusqu'au dernier moment, la raison et la mémoire restèrent intactes.

Obs. VI. Recueillie par Simpson. — Cette observation est curieuse en ce sens que les masséters furent indemnes, et que les abaisseurs de la mâchoire furent seuls contracturés.

Une femme âgée de 40 ans, mère de sept enfants, d'un tempérament nerveux, au troisième mois de la grossesse, fut prise soudainement d'agitation mentale, puis perdit un flot de sang par le vagin. Cet écoulement de sang cessa par le repos horizontal; on pratiqua le tamponnement; le col était fermé et gros. Le lendemain, on enleva le tampon, qu'on avait mis par crainte de récidive; le col permettait l'introduction du doigt. Les membranes de l'œuf étaient tendues, l'écoulement avait cessé. Le tampon fut réintroduit, et bientôt les membranes se rompirent. On replaça le tampon, mais le soir, comme il gênait trop la malade, on l'enleva.

Aussitôt il y eut une hémorrhagie profuse et inquiétante qui dura jusqu'à deux heures de la nuit. Malgré les apparences, on n'était pas sûr de la sortie de l'œuf. A partir de ce jour l'hémorrhagie cessa et la malade entra en pleine convalescence. Tout rentrait dans l'ordre, si ce n'est que le col restait gros.

Quelques caillots passèrent encore à travers le vagin, et le lendemain, tandis qu'elle était à châtier son enfant, elle fut prise de contracture de la mâchoire, suivie d'une sensation de suffocation à la gorge, et, deux jours après, il y avait contracture tétanique des muscles de la nuque et du dos, ainsi que des douleurs aiguës dans les articulations temporo-maxillaires.

Traitement : calomel, opium et huile de croton. La bouche devint très douloureuse, et le troisième jour après l'attaque tétanique, il y eut de la diarrhée, apparemment causée par l'huile de croton. Les spasmes de la nuque et de la face étaient moins intenses. Des caillots fétides étaient expulsés de l'utérus. On lui donna 25 gouttes de laudanum toutes les trois heures, la première médication ayant été rejetée.

Du quatrième au cinquième jour de la maladie, les spasmes tétaniques cessèrent, de même que la diarrhée. L'opium fut discontinué. Mais, dans le courant du dixième jour après le commencement du tétanos, elle fut de nouveau accidentellement excitée, et aussitôt après il survint une contracture de presque tous les muscles du corps. La bouche était ouverte; les lèvres furent violemment tirées, la face devint livide. Il y eut des mouvements convulsifs de tous les membres avec insensibilité complète. La durée de ces paroxysmes était d'une demi-heure, et ils étaient suivis d'intervalles pendant lesquels la mâchoire se fermait.

Pendant les vingt-quatre heures qui suivirent, elle eut quatre ou cinq des attaques que nous avons précédemment décrites.

Pendaut les intervalles, toutes les cinq minutes, la tête était fortement rejetée en arrière. Sensation de strangulation au pharynx. Ces accès commençaient toujours par une sensation de constriction à la gorge et de manque d'air.

Elle mourut enfin dans une de ces attaques, le soir du septième jour après le début des accès tétaniques.

Obs. VII. — Observation du docteur Adams de Lanark, recueillie par Crossken (Glasgow.)

Madame X..., mère de plusieurs enfants, avorta au troisième mois; il survint une hémorrhagie peu considérable. Le huitième jour après l'avortement elle cessa, et il survint de la rigidité des muscles masséters. Le lendemain les mâchoires furent tout à fait prises; les muscles du cou étaient aussi fixes et rigides. La malade pouvait néanmoins parler, mais la déglutition des liquides était impossible. Le pouls était à 72, le ventre ballonné; il y avait de la constipation et du météorisme; la miction était naturelle, Il n'y avait aucun écoulement utérin, ni paralysie, ni douleur dans cette région. Par moments, le pouls faiblissait et les paroxysmes tétaniques devinrent de plus en plus graves et fréquents. — Elle mourut environ 70 heures après l'apparition des premiers symptômes du tétanos.

Obs. VIII. — Observation du docteur Hislop. Rapportée par Simpson.

Une mère de famille, qui précédemment n'avait jamais avorté, ayant vu ses règles disparaître depuis neuf semaines, fut prise d'une perte considérable de sang par le vagin, à la suite de laquelle le pouls devint très-faible.

L'hémorrhagie s'arrêta, mais le lendemain, M. Hislop trouva le pouls à 120, le col utérin relâché et entr'ouvert, et une masse molle faisant saillie par l'orifice. Il introduisit une éponge dans le vagin pour arrêter l'hémorrhagie, qui s'était reproduite, et donna à la malade quelques doses élevées d'ergot de seigle, pour expulser l'œuf. On n'observa pas les membranes de l'œuf dans le produit expulsé, mais la malade entra en convalescence et son état devint satisfaisant lorsque, six jours après, elle ressentit une grande faiblesse.

Le lendemain, la mâchoire se raidissait, et elle ne pouvait ouvrir la bouche qu'à moitié.

Le jour suivant, la rigidité des mâchoires augmenta, la déglutition devint impossible, les spasmes tétaniques commencèrent à envahir la nuque, et plus tard ils s'étendirent à la région dorsale et aux extrémités.

Dans la nuit, l'opisthotonos fut complet; les spasmes s'aggravèrent, le pouls monta à 160; elle conserva néanmoins toute sa connaissance.

Obs. XI. — Observation de Laurie (de Glasgow), rapportée par Churchill. — Avortement, hémorrhagie, tamponnement, tétanos. — naissance. Elle expira le lendemain, trois jours après le début des accidents tétaniques.

Mme B..., jeune femme de vingt-quatre ans, avait eu déjà deux enfants. Pendant le troisième mois de sa troisième grossesse, elle fit une fausse couche le 4 janvier 1854. Elle eut une hémorrhagie considérable contre laquelle on eut recours au tamponnement, à la glace, à la compression. La malade était tellement bien le 8 janvier, que je cessai mes visites. Le jeudi 12, elle se plaignit de raideur dans la mâchoire inférieure; mais, ne soupçonnant pas la nature du mal, elle me fit appeler seulement le samedi 14.

Il y avait du trismus très-marqué, mais les spasmes ne s'étendaient pas au delà des muscles du cou; le pouls était à peu près normal. Tous les efforts de déglutition causaient de grandes douleurs, et produisaient des spasmes dans les muscles du cou et du larynx, avec imminence de suffocation.

Je défendis tout effort de déglutition, je prescrivis des lavements nourrissants additionnés de 50 à 100 gouttes de laudanum toutes les six heures, des applications sur le cou de chloroforme et d'aconit. Il y eut peu de changement jusqu'à la nuit du lundi 16, quand tout à coup le pouls s'éleva à 120; les spasmes augmentèrent, mais ils ne s'étendirent pas au delà du cou. La déglutition était impossible. Je fis faire alors des inspirations de chloroforme qui eurent une action merveilleuse et apportèrent un soulagement immédiat.

Je montrai au mari et à la mère de la malade la manière de s'en servir, et celle-ci est restée d'une façon plus ou moins continue sous l'influence du chloroforme.

Le jeudi 18, le pouls était revenu à 96, et la malade avalait avec une facilité relative.

Le vendredi suivant, l'amélioration ne persiste pas; le pouls est à 108, les muscles abdominaux sont rigides, et le rectum ne retient plus les lavements.

J'étais préparé à cette complication; depuis le 15, ma malade a été frottée avec soin d'huile, de beurre et de crême. La déglutition est assez facile. Un symptôme que j'ai oublié de signaler, et qui était cependant l'un des plus pénibles, c'était une toux constante, résultant d'une accumulation de mucosités. En deux jours elle disparut. Je comptais dès lors sur la guérison.

Obs. X. — Observation de Tyler-Smith, rapportée par Churchill.

Je fus mandé près d'une pauvre femme qui était à son quatrième mois de grossesse, et qui venait d'être prise d'une hémorrhagie alarmante.

Par le toucher, je trouvai l'orifice utérin dilaté; la dilatation offrait la dimension d'une pièce de deux francs environ, le placenta était inséré centre pour centre au-dessus de l'orifice. L'hémorrhagie était des plus abondantes, et chaque douleur l'augmentait. Je fis l'extraction du placenta, et j'essayai d'accrocher le fœtus avec mon doigt, mais je n'y réussis pas.

L'écoulement sanguin, un peu moindre, continuait néanmoins. Je fis le tamponnement, et une fois que l'hémorrhagie fut suspendue, j'administrai l'ergot de seigle, mais sans avantages.

Le deuxième jour, j'enlevai le tampon, et j'amenai en même temps une portion du placenta qui était restée. Je trouvai alors l'orifice utérin presque complétement revenu sur lui-même.

Le quatrième jour, la malade se plaignit de douleurs dans les reins, mais ces douleurs n'avaient rien qui dût spécialement attirer l'attention.

Six jours après, elle n'accusait plus qu'une extrême faiblesse, ce qui m'engagea à lui donner un peu de nourriture légère : bouillon de poulet, etc....

Rien de nouveau ne survint jusqu'au treizième jour, quand tout à coup la pauvre femme se plaignit de mal de gorge et de difficulté à ouvrir la bouche. Elle ne pouvait avaler les liquides qu'avec beaucoup de peine. Le toucher me permit de constater que l'orifice utérin était tout à fait fermé. La malade avait eu pendant toute la nuit des douleurs vives dans le dos, et des mouvements spasmodiques dans les muscles de la face.

Le lendemain, je trouvai les mâchoires complétement fermées, et le tronc fléchi en opisthotonos.

La mort enfin survint le seizième jour, après diverses douleurs (1).

Les deux observations qui suivent sont dus à M. Wiltshire (2), qui les a publiés dans son travail : *On tetanus after abortion.*

Obs. XI. — Avortement criminel. Tétanos. Mort.

Une dame, pendant l'absence de son mari, fut engrossée illégitimement, et l'on suppose même que l'avortement fut provoqué criminellement au moyen d'instruments, à une époque rapprochée de la conception. Après un délai de quelques jours, survinrent les symptômes du tétanos, qui devint promptement fatal. A l'inspection cadavérique, que je fis à la requête du docteur Herwit, et avec l'assistance de mon ami regretté, le docteur Alexandre Bruce, nous trouvâmes le col et l'ouverture de la matrice présentant des traces évidentes de contusion et de lacération, qui auront été probablement causées par les manœuvres faites pour détruire les adhérences du placenta, dont une portion de la grosseur d'une fève, adhérait encore au fond de l'utérus. Nous ne trouvâmes que cela digne d'être notés dans les organes génitaux.

La moelle fut enlevée pour être examinée ; mais, par suite de la mort de M. Bruce, je n'ai pas connu le résultat de ses recherches.

Obs. XII. — Émotion morale. — Avortement. — Mort.

Cette malade, qui résidait dans le comté de Yorkshire, était la femme d'un médecin et la sœur d'un autre. J'appris qu'elle avait été pendant quelque temps séparée de son mari, et que pendant la

(1) *Dublin Journal,* nouvelle série, vol. III, p. 560.

(2) Wiltshire. — *Transactions of the obstetrical Society of London,* vol. XIII. 1872; p. 133 et suiv.

réconciliation elle devint enceinte, mais elle fut bientôt de nouveau abandonnée pour des motifs particuliers. L'effet de la secousse morale fut de produire l'avortement à une période très-rapprochée de la conception.

Tout alla bien pendant les premiers jours, jusqu'à l'apparition des symptômes tétaniques, qui prirent d'emblée la forme paroxystique ou hydrophobique.

Je vis cette dame juste une semaine après son avortement. Elle était calme, avait des frissons, et présentait un teint plombé. Peu après mon arrivée, en essayant de boire, elle eut un paroxysme terrible. Pendant ce paroxysme, survint de l'opisthotonos. Pendant la rigidité du tronc, il y eut de fortes convulsions des membres. La teinte cyanosée de la face augmenta, et la suffocation paraissait imminente, quand graduellement la rigidité des muscles cessa, et la malade fut de nouveau tranquille.

Le traitement avait surtout consisté dans l'administration de chloroforme et d'opium.

Un examen des parties génitales avait été fait, mais on n'avait pas pris les mesures nécessaires pour vider l'utérus des matières qui y étaient retenues ; et, quand je vis la malade, il n'était guère possible de le faire, vu l'état de prostration dans lequel je la trouvais.

Je conseillai de continuer l'administration du chloroforme, de faire des injections sous-cutanées d'atropine, et de soutenir les forces de la malade par un régime tonique.

Nous portâmes un diagnostic très-défavorable, qui se vérifia malheureusement peu d'heures avant qu'on eût pu se procurer de l'atropine.

Obs. XIII. — Observation du docteur Parissis (d'Athènes), rapportée par le docteur Lardier. — Émotion morale, — Avortement. — Tétanos. — Mort.

La nommée Angélique Choïda, femme mariée, âgée de trente-huit ans, mère de six enfants, et dont les couches avaient toujours été heureuses, fut témoin, le 11 juin 1873, en se promenant dans la rue, d'une querelle de soldats. Elle était, à cette époque, enceinte d'environ quatre mois. A la vue des épées, effrayée, elle perdit connaissance et tomba. On la transporta chez elle, et quand elle eût repris ses sens, elle constata, en même temps qu'une assez forte douleur abdominale s'irradiant vers les reins, la perte d'une assez grande quantité d'eau mêlée à du sang.

Une sage-femme fut appelée. Les douleurs se calmèrent un peu mais le troisième jour, plus de quarante-huit heures après l'accident, elles reparurent plus fortes et manifestement expultrices. La malade rendit l'œuf et le placenta accompagnés de caillots.

Le 13 au soir, il y eut une hémorrhagie pas trop abondante, mais persistante, et qui donna assez d'inquiétude pour que, sur les instances de la sage-femme, on allât chercher dès le lendemain le docteur Parissis.

Le 14 juin (matin), le médecin trouve la malade dans un état de pâleur extrême, lèvres et conjonctives décolorées. La fièvre est assez violente. T. 39°,6. P. 128.

Le ventre est douloureux à la pression, mais surtout vers la fosse iliaque gauche, où la malade permet à peine que l'on porte le doigt. La langue est sèche et couverte d'un enduit brunâtre. La malade est profondément abattue, et répond à peine aux questions qu'on lui fait. La vessie est distendue par l'urine à laquelle on permet de s'échapper immédiatement au moyen de la sonde. Depuis quatre jours, la malade n'a pas été à la garde-robe.

Au toucher vaginal, le docteur Parissis retira un assez grand nombre de caillots et de débris placentaires.

Traitement. — Injections vaginales avec une solution légère de perchlorure de fer. Lavement purgatif. Cataplasmes laudanisées sur le ventre et onctions avec de l'onguent napolitain. — A l'intérieur : tisane de chiendent avec bicarbonate de soude. Bouillon.

Le 14 (soir) : Même état, mêmes douleurs, pas encore de garde-robes. T. 39°,7. P. 130.

Traitement. — Nouveau lavement purgatif. Sulfate de quinine, un gramme à prendre le lendemain matin.

Le 15 (matin) : Trois garde-robes pendant la nuit ; la malade a dormi un peu plus et est moins abattue. Le ventre est moins douloureux et la fièvre moins intense. T. 38°, 6. P. 120.

Le 15 (soir) : T. 38°, 3. P. 120. — Sulfate de quinine.

Le 16 : T. 37°, 5. P. 100. La malade va de mieux en mieux.

Le 17 : l'amélioration persiste. Toniques.

Enfin le 19, le docteur Parissis quitte la malade en lui conseillant de rester au lit encore pendant quelques jours, et de ne pas commettre d'imprudences.

Le 22, à midi, le mari de la malade vient précipitamment chercher le médecin, lui disant que sa femme ne pouvait rien avaler, que sa bouche était fermée, et qu'elle ne pouvait desserrer les mâchoires. Le docteur Parissis se rendit immédiatement auprès de la malade, constata un trismus manifeste et une douleur vive au niveau des articulations temporo-maxillaires. Il apprit alors que la douleur avait débuté au niveau de ces articulations, puis que la dysphagie était apparue; enfin la contracture des masséters. Il eut un autre renseignement, c'est que, peu d'heures avant le début de cette affection, la malade s'était mise vivement en colère contre son fils.

Au moment de l'arrivée du médecin, elle se plaint aussi de douleurs assez fortes à la région postérieure du cou. La fièvre est assez vive. T. 48°,8. P. 120.

On pratique deux injections hypodermiques de chlorhydrate de morphine au niveau des articulations temporo-maxillaires. Infusion de valériane en lavement, avec vingt gouttes de laudanum dans chaque lavement.

Aussitôt après l'injection de morphine, la malade ressentit des vertiges, des troubles de la vue, mais il ne fut pas plus possible qu'auparavant de lui desserrer les mâchoires.

Le 23, l'opisthotonos était déclaré. La malade repose sur l'occiput et le talon, et on peut facilement passer la main sous le tronc. Le moindre attouchement provoque l'apparition de paroxysmes tétaniques; des spasmes se manifestent aussi quelquefois spontanément. Soif vive: inappétence absolue. T. 39°. P. 120.

Le lendemain 24, le docteur Parissis, ne voulant pas assumer à lui seul la responsabilité d'un fait aussi grave, fit appeler M. Orphanidès, professeur de l'Université, qui fut d'avis de continuer les injections au chlorhydrate de morphine. On en fit trois dans cette même journée : deux au niveau des insertions du diaphragme, dans l'espoir de prévenir sa contracture, et l'autre sur le bras gauche T. 39°,5. P. 136.

On continua aussi les lavements avec infusion de valériane et laudanum, mais sans obtenir plus d'amélioration que la première fois.

Pendant trois jours, MM. Orphanidès et Parissis continuèrent à aller voir la malade, à suivre les progrès de la maladie, et à y opposer, mais en vain, le même traitement. L'amaigrissement fut très-rapide.

Enfin, le 25 au soir, elle mourut; les muscles respiratoires s'étaient contracturés. Jusqu'au dernier moment, elle conserva l'intégrité de son intelligence.

L'autopsie ne put en être faite.

Obs. XIV. — Observation recueillie par M. A. Boyd (1).

Une femme anémique fit, à la suite d'une chute, une fausse couche au troisième mois de sa première grossesse. La délivrance ne fut complète qu'au bout de quelques jours.

Le matin du neuvième jour, après une nuit sans sommeil pendant laquelle elle avait eu quelques défaillances, elle présentait une constriction très-marquée des muscles des mâchoires, et l'expression caractéristique de la face désignée sous le nom de rire sardonique.

Le lendemain, il y avait de l'opisthotonos; l'examen fait ce matin même montre que l'utérus était presque complétement revenu sur lui-même, et le col fermé.

Le douzième jour il y avait des alternatives de contracture musculaire et de relâchement accompagné de stupeur (résultat du traitement par le chloral). La dilatation du col permit de constater, le lendemain, que le point de départ des accidents n'était pas dans l'utérus. La prostration fit des progrès, et, six jours après le début des phénomènes tétaniques, la malade mourut sous la double influence d'une congestion pulmonaire, et de l'épuisement.

Traitement : hydrate de chloral par la bouche puis par le rectum (12 à 15 grammes par jour).

Outre ces observations, il existe encore quelques cas connus dans la science.

Le Dr Druitt, cité par Wiltshire, mentionne un cas de tétanos consécutif à l'avortement.

Le docteur Ritchie (de Glasgow) cite un cas de tétanos suite d'avortement, après une hémorrhagie combattue par le tamponnement. La malade mourut le septième jour.

Enfin Hervieux, sur 23 cas de tétanos puerpéral vrai, en cite 9 après une fausse couche, et 14 après l'accouchement à terme. L'avortement avait presque toujours lieu vers le troisième mois.

Si maintenant nous passons à l'étude de ces faits, malheureusement trop rares encore pour avoir acquis la valeur qu'ils pourront plus tard acquérir quand on aura pu les réunir en plus grand nombre, et surtout quand

(1) *Dublin Journal of medical Sciences,* juin 1874.

des études thermométriques et des autopsies complètes, qui ont manqué dans la plupart des observations précédentes, auront pu nous renseigner sur la marche de la température encore peu connue, et sur l'anatomie pathologique, qui est encore en discussion, et dont la plupart des questions sont encore à l'étude, nous allons pouvoir acquérir les renseignements qu'ils peuvent nous donner. Nous avons à savoir, en effet, si le tétanos puerpéral suit plus souvent l'avortement que l'accouchement; quelles sont ses diverses causes; à quelle époque il apparaît de préférence; quels sont son mode d'apparition, ses différentes modifications, sa durée, sa marche, son pronostic, sa terminaison. Il nous faudra demander si dans l'avortement il suit une marche spéciale qui puisse le faire distinguer, en dehors des divers renseignements que l'on peut obenir du malade ou de son entourage. C'est ce que nous allons essayer de faire; nous serons bref, car nous avons déjà traité, dans un chapitre spécial, du diagnostic différentiel avec les autres convulsions puerpuérales, question la plus importante de toutes.

Et d'abord, le tétanos est-il plus rare dans l'avortement que dans l'acouchement à terme? Tous les auteurs sont d'accord pour répondre affirmativement.

Pour Wiltshire (1), d'après les statistiques, « il paraît « être moins rare après l'avortement que quand l'utérus « est à l'état de vacuité, et moins encore après la délivrance. »

Hervieux arrive aux mêmes résultats : sur 23 cas de tétanos puerpéral, 14 appartenaient à l'accouchement à terme, 9 seulement à l'avortement.

Disons, en passant, que nous employons cette expres-

(1) Wiltshire. — *Transactions of the obst. Soc.* (*loc. cit.*).

sion : *accouchement à terme*, pour éviter de nous servir du mot *normal*, qu'on ne pourrait appliquer ici qu'à l'époque de la parturition; nous l'employons par simple opposition avec le mot *avortement;* mais nous ferons remarquer que, d'après Schröder, le tétanos survient un peu plus souvent après les accouchements prématurés qu'après les accouchements à terme. Nous sommes arrivé au même résultat que ces auteurs en réunissant tous les faits recueillis.

A quelle époque de la grossesse l'avortement se complique-t-il le plus souvent de tétanos? Pour Hervieux, c'est au troisième mois; les observations d'Alex. Wood (Obs. III), de Simpson (Obs. VI), d'Adams de Lanark (Obs. VII), de Laurie de Glasgow (Obs. IX), et de M. Boyd (Obs. XIV), concordent avec cette opinion.

Dans le cas de M. Millard, la malade était à la fin de son deuxième mois. Dans le cas du docteur Hislop, à la neuvième semaine. Enfin, dans celui de Tyler-Smith, l'avortement n'eut lieu qu'au quatrième mois. Les autres observations sont muettes ou peu précises. Symonds de Bristol, et Alf. Wiltshire parlent d'une époque pen avancée de la grossesse, mais sans préciser.

La multiparité exerce une influence incontestable; sur les quatorze observations que nous avons relatées, une seule, la dernière, parle d'avortement dans le cours de la première grossesse; mais la malade avait fait une chute, et nous croyons pouvoir garantir ce fait, que la multipare est presque toujours atteinte, tandis que la primipare ne le sera que si l'avortement est dû à un traumatisme quelconque, ou à un état général qui la prédispose aux affections nerveuses puerpérales.

Pour l'âge de la femme, nous avons des indications tout aussi précises : c'est surtout à partir de 35 ans que la femme est atteinte. Dans le cas de M. Millard, la malade avait 36 ans, ainsi que dans celui d'Alex. Wood. La femme du docteur Parissis fut prise à 38 ans; celle de Simpson à 40, celle enfin de Symonds, de Bristol, à 41 ans. Un seul cas fait exception, c'est celui du docteur Laurie, de Glasgow : la femme n'avait que 25 ans, mais sa fausse couche avait été suivie d'hémorrhagies considérables. Les autres observations sont muettes à l'égard de l'âge.

Velpeau parle d'une jeune femme, mais sans préciser : n'oublions pas que c'étaient des multipares, des mères de famille, et qu'il nous est permis de croire qu'elles ne font pas exception à la règle.

Nous n'avons aucun renseignement au point de vue des races et des climats; les pays chauds nous offrent des cas infiniment nombreux de tétanos, mais il n'a pas été question du tétanos dans l'avortement. On a voulu faire de la race une cause prédisposante, témoin ce nègre qui mourut, au dire de Bardeleben, d'une simple blessure à la main, par un fragment de porcelaine, au bout d'un quart d'heure seulement. Les nègres et les blancs sont inégalement frappés, c'est un fait reconnu; mais nous n'avons pas à le juger; les documents nous font défaut à ce sujet; mais il est probable, même certain, que la même différence existe pour le tétanos puerpéral par suite d'avortement.

L'action du froid n'est pas moins remarquable; la plupart des cas connus de tétanos consécutifs à l'accouchement à terme, citent comme cause première une imprudence commise, un refroidissement, une boisson trop fraîche; les femmes de la campagne entrent pour les deux tiers dans les cas de tétanos puerpéral, si rares dans les villes et dans les hôpitaux, et c'est au défaut de soins qu'il faut attribuer cette proportion. De plus, en examinant ces divers cas cités plus haut, nous voyons, dans les observations où la date se trouve enregistrée, que les accidents tétaniques sont apparus dans la saison froide et humide; au mois de novembre, dans les cas de MM. Alex. Wood et Symonds, de Bristol; en janvier, dans les cas de MM. Millard, Velpeau et Laurie, de Glasgow. Un seul cas s'est produit en juin, c'est celui du docteur Parisis; mais ici, la cause évidente était une émotion morale. A ce propos, qu'il nous soit permis de citer, quoique sortant un peu de notre sujet, le cas qui s'est présenté en janvier dernier chez M. Gallard, à l'hôpital de la Pitié, et dont son interne, M. Segond, nous a obligeamment donné connaissance; l'accouchement avait été normal, la femme était multipare, âgée de trente-cinq ans, et à l'autopsie on trouva l'utérus parfaitement sain; elle n'accusait pas d'émotion morale ni d'hémorrhagies, et nous attribuons ce cas, encore inédit, à l'influence du froid.

Nous venons de parler d'hémorrhagies; nous trouvons en elles une des causes les plus fréquentes, et leur influence a été déjà reconnue par tous les auteurs; toutes nos observations signalent des hémorrhagies, le plus souvent considérables, qui ont précédé ou suivi l'avortement, et c'est à leur influence sur la production des pertes de sang utérines qu'il faut attribuer les cas consécutifs à la rétention placentaire, ou à l'insertion vicieuse du placenta (cas de Tyler-Smith).

A côté des hémorrhagies vient se placer le tamponnement, à qui l'on attribue, à juste titre, une influence au moins aussi grande qu'à l'hémorrhagie elle-même. « Relativement, dit Schröder, le tétanos survient le plus « souvent après une forte hémorrhagie, surtout lorsqu'elle « a rendu nécessaire le tamponnement du vagin. » Ritchie, de Glasgow, Simpson, Symonds de Bristol, Laurie, Tyler-Smith, avaient appliqué le tampon, Hislop s'était servi d'une éponge. Voici ce que F. Churchill dit à ce sujet :

« Il est peut-être difficile de préciser jusqu'à quel point « l'irritation résultant de la présence prolongée de l'œuf, « ou du tampon, ou le décollement du placenta peut « avoir agi sur la production du tétanos. Le tampon est « employé journellement sans donner lieu à ces résul- « tats; mais, dans certains états du système nerveux, il « peut n'être pas tout à fait inoffensif. »

Quels sont ces divers états du système nerveux dont parle Churchill, et quelle est leur influence médiate ou immédiate sur la production du tétanos? les faits viennent nous l'apprendre; la malade de M. Millard était hystérique, et des attaques d'hystérie se produisirent même le jour de son entrée à l'hôpital, alors que les symptômes tétaniques avaient fait leur apparition quatre jours auparavant. Symonds, de Bristol, et Simpson, ne manquent pas de noter la constitution délicate et le tempérament nerveux de leurs tétaniques, et tous les faits connus sur le tétanos, dans l'accouchement, s'accordent à prouver que les diverses affections nerveuses : hystérie, épilepsie, éclampsie, etc..., ont précédé le tétanos, et quelquefois que leurs manifestations peuvent coexister avec l'accès tétanique. L'avortement, du reste, reconnaît le plus souvent pour cause prédisposante le tempérament nerveux et ses diverses manifestations.

A côté des causes qui précèdent, viennent se placer tout naturellement l'état mental et les émotions morales ; leur influence est manifeste; nous avons vu la malade du docteur Parisiss être prise d'accidents tétaniques quelques heures après avoir éprouvé un violent accès de colère;

dans le cas de Wiltshire, l'avortement était attribué à des préoccupations morales. En dehors de ces faits s'accompagnant d'avortement, les auteurs citent des observations de tétanos par émotion morale; chagrins, accès de colère, frayeur, etc.; Simpson est muet à ce sujet; M. Hervieux dit qu'il faut peut-être accorder une place parmi les causes occasionnelles, aux veilles prolongées, aux préoccupations morales. A. Wiltshire est de cet avis, et donne une place importante parmi ces causes à l'influence de l'état mental, et des secousses morales. Trousseau, à propos de la tétanie, dit ceci : « L'influence des émotions morales « est, à mon sens, très-douteux, relativement du moins « au développement d'une attaque. J'admets pourtant « que, chez un malade affecté de contractures, les émo- « tions morales puissent devenir l'occasion du retour des « accès. » Pour nous, nous ne saurions oubler combien est impressionnable la femme en couches. « L'impres- « sionnabilité d'une nouvelle accouchée, dit M. Stoltz (1), « est souvent très-grande, et elle a besoin d'être beau- « coup ménagée sous ce rapport ; il faut éloigner d'elle « toute espèce de bruit, et lui épargner toute impression « morale vive. Les conséquences des troubles de l'inner- « vation dans ce moment critique, peuvent causer des « dérangements dangereux ou des accidents. » Nous voyons, du reste, Jaccoud (2), dans la production des convulsions, ranger parmi les excitations fonctionnelles « la « douleur, la crainte, les émotions subites de toute sorte, « parfois même un simple effet de l'imagination ou un « souvenir. » Il faudra donc ranger, dans l'étiologie du tétanos, les troubles mentaux parmi les causes influentes,

(1) Stoltz. — Dictionnaire de Jacoud, article *Couches*.
(2) Jacccoud. — *Pathologie interne*, t. I.

telles que le refroidissement, l'hémorrhagie, le tamponnement, les rétentions placentaires et le traumatisme.

Disons un mot de ceux-ci. Nous n'avons point l'intention de faire ici la pathogénie du tétanos puerpéral, qui pour nous diffère au moins quant à sa nature du tétanos traumatique; nous ne considérons pas la femme en couches comme une blessée ordinaire, ni la plaie utérine, dont l'existence caractérise l'état puerpéral, comme une plaie chirurgicale dans les conditions habituelles. Nous avons cité parmi nos observations deux cas de tétanos consécutif à l'avortement criminel pratiqué par des instruments piquants; faudra-t-il attribuer les accidents survenus à la plaie chirurgicale, ou bien à l'état puerpéral qui a suivi l'avortement? Nous n'hésitons pas à nous prononcer en faveur de ce dernier; les avortements par manœuvres sont fréquents, et la science ne possède que deux cas seulement, alors que les observations de tétanos puerpéral sont relativement nombreuses, et qu'on ne connaît qu'un seul cas, celui de Simpson, de tétanos traumatique consécutif à une lésion de l'utérus à l'état de vacuité. Si donc l'utérus est si peu impressionnable aux traumatismes en dehors de la grossesse, et s'il l'est davantage, quand il est gravide et que le traumatisme a eu pour premier effet de provoquer l'avortement et de faire entrer la femme dans l'état puerpéral, c'est à cet état, et non à l'influence directe du traumatisme, qu'il faudra attribuer, croyons-nous, les accidents tétaniques qui pourraient survenir.

Si nous passons maintenant à l'étude des symptômes, nous constatons d'abord l'absence complète de prodomes, Les premiers accès tétaniques apparaissent même, dans la plupart des cas, au moment où la malade entre en pleine convalescence, et où on la croit guérie des accidents qui ont suivi l'avortement. Le trismus apparaît d'abord, seul ou accompagné de dysphagie; la malade sent ses mâchoires se serrer, les aliments solides ne peuvent franchir l'isthme du gosier, les liquides eux-mêmes sont rejetés, ou passent de travers, suivant l'expression vulgaire.

Après ce début, identique dans tous les cas, apparaissent les contractures tétaniques; ici, pas de loi qui fixe l'ordre de succession des régions envahies; pourtant, d'habitude, la raideur du cou, de la nuque surtout, précède celle des muscles du thorax et de l'abdomen; ceux de la région dorsale sont plus rarement envahies, l'opisthotonos est relativement rare, et l'emprosthotonos encore davantage. Les contractures tétaniques ont de la tendance à se généraliser, tous les muscles du corps sont successivement envahis. La contracture n'est pas continue; « le « plus souvent, » dit Hervieux, « c'est par accès que le « tétanos puerpéral procède, accès dont la durée peut « varier de une à deux minutes jusqu'à quelques heures. « Il y a donc des intervalles de calme où les muscles se « relâchent. »

Les spasmes paroxystiques peuvent se produire spontanément, mais le moindre attachement suffit à les provoquer. Le passage des aliments, des boissons même, suffit à les faire réapparaître, et l'on a toujours vu ces accidents redoubler d'intensité quand on s'efforce d'ouvrir la bouche pour introduire des aliments ou des médicaments. Les douleurs sont très-vives, avec des exacerbations qui correspondent aux paroxysmes tétaniques. La soif est ardente, mais la dysphagie rend impossible le passage des liquides. Les muscles du larynx sont quelquefois atteints, et l'articulation des mots devient impossible. Ceux de la face donnent au malade, quand ils se contracturent, une physionomie particulière, presque souriante, le spasmus cynicus ou rire sardonique, contrastant péniblement avec les vives douleurs qu'éprouve le malade.

Du côté des organes respiratoires, quelquefois il y a une grande gêne des muscles inspirateurs et expirateurs, et quand en même temps se produit la strangulation due à la contracture des muscles de la région antérieure du cou, l'asphyxie se produit rapidement.

Souvent, la constipation est opiniâtre, et la secrétion devient impossible, ou tout au moins très-difficile, et accompagnée de vives douleurs. Dans d'autres cas plus rares, l'excrétion est involontaire.

Le pouls est en général petit, mou, très-dépressible; il devient plein et irrégulier au moment des accès : les anciens auteurs négligeaient de le noter; dans le cas de M. Millard, nous le voyons remonter de 72 au début, jusqu'à 150; il était à 140 dans les derniers moments.

La température a été mieux étudiée; les anciennes observations ne la mentionnent pas, nous ne la trouvons notée que dans les cas nouvellement connus. Depuis longtemps, du reste, les auteurs se livraient à l'étude de la température dans le tétanos; elle s'élève d'une manière constante, et dépasse souvent 40°, surtout dans les derniers instants. De Haen, qui le premier s'est occupé de cette question, en 1765, dans un cas de tétanos rhumatismal qui dura vingt jours, vit, à partir du septième jour, la température s'élever à 101, 102, puis 103° Fahrenheit. Dans un cas de tétanos traumatique cité par M. Bright, elle s'éleva jusqu'à 105° Fahrenheit, plus de 40°.

Wünderlich, le premier, en 1861, constata que la température s'élevait même après la mort; chez le tétanique observé par lui, elle était de 44°,75 pendant l'agonie; 55 minutes après la mort, elle s'éleva à 45°,4, alors que tous les muscles étaient en révolution complète. M. Verneuil insiste sur la valeur de la marche de la température, au point de vue du pronostic. Voici ce qu'il disait dans la séance du 30 octobre 1872, à la Société de chirurgie :

« Pendant les derniers jours ou les dernières heures « qui précèdent la mort, il est de règle de voir le thermomètre marquer 40° et même plus. Cette ascension « est du plus mauvais augure, et lorsqu'on le constate « dans un cas qui jusque-là marchait favorablement, il « faut d'ordinaire abandonner l'espoir de la guérison. »

Mous avons pu, dans le cas de M. Millard, constater l'exactitude de ce fait; la veille de la mort, la température était de 34° 4 : elle s'éleva le lendemain à 40° 5, la malade mourut dans la soirée.

Les avis sont encore partagés sur les causes de cette élévation de température. Voici les diverses opinions qui ont été émises :

Muron, en 1873, posait cette conclusion, inspirée par les travaux de Béclard :

« La production essentielle de la chaleur dans le téta- « nos appartient à la contraction musculaire. »

On l'a attribuée encore :

A une altération du sang consécutive à l'exagération fonctionnelle des muscles.

A une irritation de la moelle épinière, principalement à sa partie supérieure.

A un degré plus ou moins prononcé de myélite. Enfin, à l'excitation d'un foyer de chaleur animale, placé arbitrairement dans la moelle allongée.

Pour M. Verneuil, les causes de l'élévation de la température sont encore à découvrir. Il cite deux cas de tétanos compliqué de bronchite intense, avec congestion dulmonaire très-forte et généralisée, et quelques points étendus de véritable pneumonie; il émet l'hypothèse suivante :

« Je pense que, dans le cours du tétanos, et sous l'in- « fluence de l'excitation violente de la moelle, les pou- « mons peuvent être pris de troubles trophiques se ma- « nifestnat par le développement de lésions aigues in- « flammatoires, d'origine non mécanique, telles que « bronchite capillaire et pneumonie; alors s'explique- « raient convenablement la brusque élévation de tempé- « rature et l'aggravation si grande du pronostic. »

Cette complication pulmonaire si fréquente dans le tétanos traumatique ordinaire, nous la retrouvons ici dans le cas de M. Millard. Le 7e jour, la respiration était très-difficile, les bronches étaient encombrées de mucosités que la malade ne pouvait expectorer; le lendemain 8e jour, la respiration devint plus facile, les muscles du thorax ayant cessé de se contracturer. Dans la soirée du 11e jour, il y eut un accès d'oppression qui se termina par une expectoration abondante. La veille de la mort, bronchite généralisée, gros râles ronflants; le lendemain matin, grande oppression; gros râles crépitants dans toute l'étendue de la poitrine, surtout au sommet gauche, respiration soufflante, tous les signes de la pneumonie hypostatique. Laurie (de Glasgow), parle à la fin d'un symptôme qu'il avait, dit-il, oublié de signaler, et qui était cependant l'un des symptômes les plus pénibles; c'était une toux constante résultant d'une accumulation de mucosités dans les voies aériennes. En deux jours elle disparut, et il crut dès lors pouvoir compter sur la guérison.

Les autres observateurs ont négligé cette complication, pour ne s'occuper que des accidents nerveux.

Faut-il voir dans cette lésion pulmonaire ces congestions ou même ces pneumonies puerpérales qui ont été décrites par les auteurs, ou bien faut-il croire à un phénomène asphyxique? Cette dernière opinion est celle à laquelle nous donnons la préférence, car nous avons trouvé chez notre malade de Lariboisière tous les signes de la pneumonie hypostatique.

La durée de la toux est variable; la malade de M. Millard n'est morte que le 18e jour; celle de Tyler-Smith le 16e; celle de Wood, le 10e seulement, Simpson note dans son cas une durée de 7 jours; A. Boyd, de 6; Symonds, de 5; Malcolm, de 4 et Hislop de 3 à peine, Les autres citent, sans préciser la durée, une terminaison assez rapide; nous croyons pouvoir donner comme durée moyenne le chiffre de 6 jours.

La terminaison du tétanos puerpéral est fatale dans le plus grand nombre des cas; le pronostic est toujours grave. La mort peut arriver par asphyxie, par extension de la contracture aux muscles respirateurs, notamment au diaphragme. Elle peut aussi survenir par épuisement nerveux. D'après M. Vulpian « la mort survient par abolition progressive des aptitudes fonctionnelles de l'axe cérébro-spiral. » Enfin, elle peut être occasionnée par les complications pulmonaires graves que nous connaissons : bronchite capillaire, pneumonie hypostatique, etc.; ces cas, encore peu étudiés par les observatenrs anciens, paraissent n'être pas si rares qu'on l'a cru autrefois.

Quant à l'anatomie pathologique aucune de nos observations ne signale l'examen microscopique de la moelle. Dans le tétanos ordinaire, les lésions que l'on a trouvées n'ont aucun caractère de précision, les avis sont très partagés. Nous renvoyons pour cette question nos lecteurs aux ouvrages classiques, et, entre autres travaux, à la thèes de concours du Docteur Richelot, et à l'article important qu'il vient de publier (revue d'Hayem).

Est-il possible de trouver quelque différence entre le tétanos consécutif à l'avortement et celui qui suit l'accouchement à terme? Nous avons vu que les symptômes sont absolument les mêmes dans les deux cas, et qu'ils présentent des caractères identiques à ceux du tétanos traumatique ordinaire. Leur nature seule et leurs causes les différencient; l'un est sous l'influence direct du traumatisme, les autres sont intimement liés à l'état puerpéral. Nous croyons néanmoins maintenir entre ces deux derniers la distinction que nous avons faite, les travaux ultérieurs pourront peut-être faire trouver les éléments de diagnostic différenciel qui, pour le moment, nous font absolument défaut.

CHAPITRE IV

TRAITEMENT

L'examen des diverses causes du tétanos dans l'avortement nous permet de retracer l'ensemble des moyens prophylactiques à employer contre cette affection.

La femme, tant qu'elle traverse la période puerpérale, se trouve dans un état particulier qui la prédispose à des maladies graves; voici ce qu'en disent Naegelé et Grenser : « Quoique l'état puerpéral soit un état physiologique, de « même que la grossesse et la parturition, les modifica- « tions qui ont lieu dans l'organisme féminin pendant « cette période, et surtout pendant la première semaine « qui suit l'accouchement, sont tellement considérables,

« qu'elles déterminent une certaine prédisposition aux « maladies. »

Or, ces modifications de l'organisme féminin ont lieu consécutivement à l'avortement aussi bien qu'après l'accouchement, et la femme qui a fait une fausse couche est tout aussi exposée que la nouvelle accouchée ordinaire. Le tétanos puerpéral est l'une de ces maladies dont elle est alors menacée, malgré sa rareté, nous n'en croyons pas moins indispensable de conseiller à la malade l'emploi des moyens prophylactiques destinés à lutter contre les causes que nous connaissons. Il faut d'abord éviter les refroidissements, qui peuvent être suivis d'accidents graves, les cas en sont assez nombreux relativement. Il faut ensuite ordonner un repos absolu à la malade, et la soustraire autant que possible aux émotions vives, aux préoccupations morales.

Simpson conseille les moyens généraux suivants :

« 1° Maintenir le plus grand calme autour de la « malade, et la préserver de toute agitation morale ou « physique,

« 2° S'abstenir de toute tentative, douloureuse d'ail- « leurs, et toujours inutile, pour écarter les mâchoires « et forcer la malade à avaler.

« 3° Soutenir les forces et calmer la soif, par des « lavements et des topiques humides appliqués sur la « peau. »

Il n'y a pas de traitement spécifique ; il n'y a pas non plus de traitement rationnel, la pathologie du tétanos étant encore imparfaitement connue. Restent les divers moyens qui composent le traitement symptomatique. Ils sont très-nombreux, et après avoir joui d'une vogue momentanée, ils sont tombés successivement dans l'oubli. Certains d'entre eux ont à leur actif des cas de guérison mais ces cas sont tellement isolés, tellement infimes par rapport aux cas d'insuccès, qu'il a fallu les rejeter comme trop incertains. En donner une liste complète serait impossible ; citons pourtant :

Dans les antiphlogistique : la saignée modérée, qui a donné à Lisfranc de bons résultats ; le tartre stibié, le calomel, les vésicatoires ; les sacs de glace ; les compresses chloroformées, et, enfin, les douches et les bains chauds.

Dans les sudorifiques : les sudations abondantes. M. Verneuil les trouve dangereuses ; elles épuisent rapidement les forces, exposent au refroidissement, et, en outre, prédisposent aux affections pulmonaires.

Les anesthésiques : éther, chloroforme, ont l'inconvénient de prédisposer aux congestions pulmonaires ; ils ont donné de bons résultats. Le docteur Prévost (1), sur trente-huit cas traités par l'éther, cite seize insuccès seulement contre vingt-deux guérisons.

Les stupéfiants, cités par le docteur Labbée (2), sont dangereux. Le curare, aujourd'hui délaissé, amène en effet une résolution musculaire qui peut aller jusqu'à l'asphyxie, par arrêt des muscles respirateurs.

A côté de ces moyens divers, citons au hasard : l'opium, le bromure de potassium, le musc, la valériane, les immersions dans l'eau froide, qui ont donné un succés au docteur Currie, de Liverpool. (Memoirs of the med. soc. of London, 3e vol.)

Nous avons déjà parlé de ce cas dans le cours de notre travail.

Citons encore : les lavements de tabac, la thérébentine, la belladone en teinture. (Bresse, thèse de 1848.)

(1) Prevost. — *De l'éthérisme* (thèse de Paris. 1851).
(2) Ed. Labbée. — *Arch. gén. de Méd.*, janvier 1873.

MM. Watson, Bouchot et Roslin ont employé avec succès la fève de Calabar, en teinture et en extrait.

On a songé aussi à son alcaloïde, l'ésérine, et on a cherché ces dernières années à l'introduire dans la thérapeutique. M. Bouchut l'emploie avec succès dans la chorée. Mais dans le tétanos, MM. le docteur Reulos (de Villejuif) et Th. Anger ont complétement échoué. Nous n'avons pas pu trouver un seul cas de guérison dans les thèses de MM. (1) Delamarre et Suarez y Cruz.

Seul, le chloral a donné des résultats encourageants. C'est à M. Verneuil que revient l'honneur du premier succès. En 1870, il guérit une tétanique en lui administrant jusqu'à 14 grammes par jour.

M. Gosselin, pendant la guerre de 1870-1871, a guéri deux de ses malades; il ne dépassa pas 12 grammes par jour.

Le docteur Joseph Beck, sur trente-six cas de tétanos traités par le chloral, cite vingt et une guérisons et quinze insuccès.

Enfin, MM. Dubrueil et Onimus, en 1870, sur les conseils de M. Verneuil, associèrent au chloral les courants continus ; ce traitement a cet avantage, que l'électricité, dans les cas d'asphyxie, qui sont fréquents comme on le sait, sert à détendre les muscles respiratoires, sur lesquels le chloral n'a pas d'action.

Le chloral est donc en ce moment le seul moyen qui jouisse d'une efficacité incontéstable. Il diminue le pouvoir réflexe de la moelle, calme la douleur, et, à doses un peu fortes, diminue sensiblement la température (Vulpian) qui s'élève d'une façon constante dans le tétanos.

(1) Delamarre. — *Traitement du tétanos traumatique. par le sulfate d'ésérine.*
Suarez y cruz. — *Du mode d'emploi du sulfate d'ésérine dans le traitement du tétanos* (thèses de Paris, 1875).

On donnait d'abord le chloral pour l'estomac, mais aujourd'hui, MM. Oré et Douaud, de Bordeaux, injectent directement une solution de chloral dans les veines du tétanique. M. Oré a guéri un de ses malades en lui injectant 9 grammes de chloral dans 10 grammes d'eau; il y eut un sommeil très-long, après lequel les accès ne reparurent pas. M. Labbé a échoué à la Pitié, et M. Cuveilhier à Saint-Louis.

Malgré ces quelques échecs, il faut continuer les essais, car, dit M. Vulpian « si on ne peut en faire un remède « infaillible contre le tétanos, il peut être un palliatif « utile, une précieuse ressource pour faire cesser momen- « tanément les phénomènes convulsifs, et aucun des « médicaments aujourd'hui connus ne supprime aussi « complétement que lui les phénomènes tétaniques. »

Le chloral ingéré dans l'estomac agit d'une façon moins rapide et moins énergique que le chloral injecté dans les veines; mais l'injection est dangereuse. Elle peut, d'abord, poussée dans le tissu cellulaire sous-cutanée, occasionner des phlegmons; poussée trop brusquement, elle peut arrêter la respiration. Elle expose de plus à des coagulations veineuses qui peuvent être le point de départ de graves accidents.

Mais on ne peut pas toujours le donner par l'estomac, la difficulté de la déglutition peut occasionner des spasmes paroxystiques. Dans les cas graves, on ne peut obtenir non plus un effet aussi rapide ni aussi grand; l'anesthésie ne peut être obtenue totale comme dans l'injection.

Il faudra donc donner la préférence aux injections intra-veineuses. M. Vulpian préconise la solution au cinquième, la quantité de liquide ne donnant lieu à aucun accident; il recommande d'avoir soin de ne pas pousser l'injection dans le tissu cellulaire sous-cutané, et de ne pas employer de solutions trop concentrées, qui exposent aux coagulations et aux escharres avec perforation de la veine du trou d'entrée du trocart.

CONCLUSIONS

1° Le tétanos consécutif à l'avortement n'est pas un tétanos traumatique ordinaire, il est sous l'influence de l'état puerpéral.

2° Parmi les causes occasionnelles, outre le refroidissement, les hémorrhagies, le tamponnement, les rétentions placentaires, les émotions morales, il faut citer les manœuvres abortives.

3° Les symptômes, le pronostic et le traitement sont presque identiques à ceux qu'on observe dans le tétanos consécutif à l'accouchement et dans le tétanos traumatique ordinaire.

www.ingramcontent.com/pod-product-compliance
Ingram Content Group UK Ltd.
Pitfield, Milton Keynes, MK11 3LW, UK
UKHW020429180726
13839UKWH00003B/1408

9 782329 167121